# 与孤独对抗

## 弗洛姆眼中的爱、自由与身份认同危机

李煜玮 著 / 心理学大师解读系列

北京联合出版公司
Beijing United Publishing Co.,Ltd.

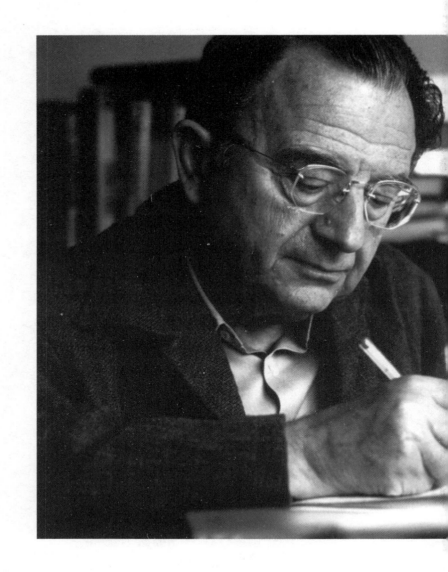

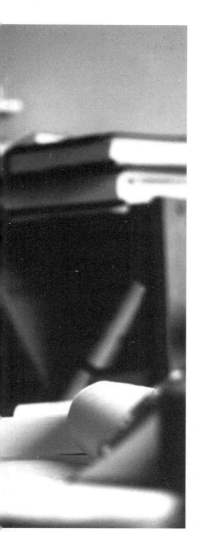

弗洛姆，一位精神分析取向的临床医生，尽管因为对弗洛伊德观点的批判而遭遇了美国学术圈的排斥，但他仍终生都在努力发展自己的"社会主义性格"理论体系，并推进精神分析在多个国家的发展。他是一位政治活动家，毕生关注世界和平，影响了肯尼迪总统的观点和美国的核裁军。同时他是一位社会批评家和用笔指导社会的作家，他将马克思主义与精神分析进行结合并进行了人类史上首次大规模"权威主义性格研究"，形成著作《逃避自由》；他以大量的著述探讨了人类社会生活的诸多议题，影响着精神分析的同道、政客、学者、教皇以及无数的普通人，获得了世界性的声誉。

这张照片摄于1974年，当时的弗洛姆正积极投入到政治活动中，他向参议院外交关系委员会发表了一份正式声明——《对缓和政策的评价》，并为《纽约时报》写了一篇文章《偏执和政策》。在关心世界的同时，弗洛姆也饱受健康问题的困扰，数次手术和大量服药让他很难常去图书馆和档案馆。但他仍然继续着创作，开始着手准备《占有还是存在》一书。

# 推荐序
## 在碰撞与交融中重读经典

《颜氏家训》写道："若能常保数百卷书，千载终不为小人也。"这句话放到现在，那些作为一个人的精神大厦的地基的书中，有几本应该是弗洛姆（Erich Fromm，1900—1980）的著作。

弗洛姆是新精神分析学派的代表人物之一。从他开始，精神分析这个探索人的精神世界的"最佳模型"[1]，在不断加深深度的同时，也极大地拓宽了宽度：在人类历史和社会的巨大跨度和广阔平面上，思考如何改变人类每个个体的特征与命运。弗洛姆因此获得了"弗洛伊德主义的马克思主义者"的称号。

我多年前就读过弗洛姆的四部重要著作。现在部分重读，仍能激起万千思绪，有时候甚至有些恍惚，不太能够清晰地分辨出那些熟悉的思想，到底是来自书本上弗洛姆的文字，还是来自被写入脑海的记忆。如果是后者，就相当于被"洗脑"了，不过被这

---

[1] 2000年诺贝尔医学奖获得者埃里克·坎德尔（1929— ）对精神分析的评价。

样智慧的思想"洗脑"之后，便可以抵御被糟粕的东西"洗脑"。这也许是我现在自认为不算"小人"的原因。

经典的作品，也许不再时尚，但其价值永远不会降低。

弗洛姆在《逃避自由》（*Escape From Freedom*，1941）中提到的人性中的矛盾，仍然在老的和新的社会环境中呈现。他去世之后，人类社会最大的革命性进步是互联网的出现，这既增加了人类的自由，也加强了人类对自由的逃避和对人性的异化。网络中的匿名、非直接接触的特征，使得网民可以肆意呈现他们的自我的反面——在现实中这部分通常是被压抑的，这让"我与我"的距离大增，人格变得更加分裂。这是典型的逃避自由，他们将自己囚禁于分裂的两个自我之间，这两个自我的相互转换耗尽了生命的能量，无力再向外释放价值和创造力。

网络暴力也是当今司空见惯的现象。弗洛伊德（Sigmund Freud，1856—1939）的内驱力理论包含力比多和攻击性两大驱力，但他的大部分论述都涉及力比多，而较少提到攻击性。弗洛姆弥补了这一缺憾。他对两次世界大战和人类各种破坏性的研究，同样也适用于理解网络暴力。他认为，人的本能中包含的攻击性至少是中性的，而由不健全的社会导致的人类个体的压抑，会产生极具恶意的攻击性行为。一个对世界格局都有着深刻影响的例子是：日本在"二战"战败之前，整个社会结构中只有一个人有独立人格（其实是更高的神格），其他人都不是完整意义上的人，这种巨大群体的巨大压抑，导致了他们无恶不作。战败后日本整个社会被彻底改造，神格降为人格，非人拥有了人格，对内和对外的攻击性就大幅度下降了。

日本的变化符合弗洛姆对健全的社会的描述：社会里的个体不是达成某种目的的手段，社会的核心关注点是个人幸福，社会本身不可以凌驾于个人发展之上。我们看到，这跟法西斯主义统治的社会是完全相反的。

弗洛姆影响最大的著作是《爱的艺术》（*The Art of Loving*，1956）。受他澎湃的创造力激发，我们重新定义一下什么是艺术。人本身是大自然的产物，当人尝试以大自然的方式创造一种新的存在，这类活动就是艺术。根据这一定义，本能状态下的爱，是大自然的作品，不能算是艺术品；只有每个人类个体，通过不断学习而获得更高级别的爱的能力，才是艺术和艺术品。

当本能的爱和作为艺术的爱同时出现在某一个人身上，那算得上是天人合一的最佳呈现了吧。

我个人满足自恋的方式之一是"得天下好书以序之"，所以这些年写了不少的书序。但是，那些序都是被要求写的，只有这个序，是我主动跟作者说要写的。煜玮以前是我的学生，后来成了我的助教，现在应该算是朋友了。在我众多的优秀学生中，她或许是最耀眼的那一位，证据之一就是现在你拿在手上的这本书。

在心理动力性的视角下，煜玮的书隐含两对张力。一是在传统的偏见中，似乎女性更有资格谈论爱。想象一下远古时代，男人是通过攻击性来间接表达爱的——他们猎杀一些动物带回家让家人大快朵颐，但书写《爱的艺术》的人却是男性，女性成了这门艺术的评论者。二是原著作者是西方精神分析师，解读者是中国精神分析师，考虑到巨大的历史和文化的差异，这样的解读必定充满冲突所导致的兴奋与趣味。

　　所以，阅读不仅仅是为了不成为"小人"。阅读是一所学习爱的艺术的学校，它的毕业证是一个个健康的、有创造力的和有趣的人格。

曾奇峰

2023年7月14日于武汉东湖

Contents

目　录

# 导言 追寻爱与自由的先知

Introduction

1900年，弗洛伊德的成名作《梦的解析》（*The Interpretation of Dreams*）面世，精神分析学说自此正式创立。同年的3月23日，德国的法兰克福，一个犹太男婴呱呱坠地。在其后的80年间，这个男婴将成长为一位在世界范围内都有着卓著影响力的精神分析家、心理学家和哲学家，他也将因为致力于把精神分析学说与马克思主义结合在一起，剖析社会制度对人的影响，而被尊为"精神分析社会学"的奠基人。这个与精神分析同时诞生并贡献斐然的人，就是艾里希·弗洛姆。后世因他对弗洛伊德理念的批判与对精神分析的发展，而将他与弗洛伊德并称为"大小弗"。

# 原生家庭

要理解一个人的核心，必然需要回到他的源头。对于弗洛姆来说，他早年过得并不那么容易。弗洛姆的祖父塞利格曼·班贝格尔（Seligmann Bamberger）是"19世纪中期最为杰出和博学的德国犹太拉比之一，事实上，班贝格尔建立了一个摩西律法研究中心，他被认为是研究《希伯来圣经》各种议题的杰出权威。"①这位祖父同样创建了一个繁荣的家庭，弗洛姆的父亲纳夫塔利（Naphtali）就诞生在这个家庭中。

纳夫塔利有6个姐妹和3个兄弟，实际上这4个男孩最终都很出色，纳夫塔利自己是个成功的葡萄酒商人，而另外的3个兄弟则分别成了医生、杰出的律师及伦理学家。然而遗憾的是，尽管生意做得很好，纳夫塔利并不那么认同自己的选择，他觉得自己很平庸，对自己的选择感到难堪，后悔没能成为一个拉比。而在这个繁荣的大家庭中，他也同样有一种边缘感，认为自己并不能够得到家

---

① 劳伦斯·弗里德曼.爱的先知：弗洛姆传[M].郑世彦，计羚，译.北京：中国友谊出版公司，2019:4.

族的器重。

不知道是否由于这种自我认同的挫败所带来的深深焦虑，纳夫塔利的内在总是感到脆弱，于是需要在外在的规则戒律上去寻求带有绝对意味的强化，以此来抵消内在那种失控、混乱和难堪的感觉。纳夫塔利在生活中、生意上以及宗教生活中都有着某些强迫行为的影子。比如他一丝不苟地遵守所有犹太教的正统规则，做生意的时候要与最权威的犹太法典《备好的餐桌》相一致。而在弗洛姆不再是个小孩时，他仍会坚持不让弗洛姆外出，仅仅是因为怕他感冒。在弗洛姆想要离家学习《犹太法典》（又称《塔木德》）时，纳夫塔利制止了他；在弗洛姆即将毕业时，作为父亲的纳夫塔利甚至因为怕他遭遇论文答辩失败想不开而专程赶到学校，但实际上弗洛姆的论文拿到了"非常好"的评价。

曾奇峰先生曾说过："过度的担心即是诅咒。"幼年的弗洛姆或许也感受到了这些担心背后那些折磨人的东西，这些束缚让他无法自在舒展。也许因为这些原因，弗洛姆形容他的父亲"非常神经质、强迫且焦虑"。有时候他甚至会说纳夫塔利是"一个衰老的人"，甚至是"一个（精神病）案例"。

但这并不意味着他们父子之间毫无温情，据说有时弗洛姆会坐在父亲的膝盖上，尽管他已经是个大孩子了。这种时刻，他们父子之间显然是有温情流动的。据说弗洛姆也曾像很多男孩子那样，把父亲视为榜样，并试图模仿父亲的言谈举止。我想这样的行为也在说明一个儿子对父亲的依恋与认同。

弗洛姆的母亲罗莎·克劳斯（Rosa Krause）来自一个移民家族。她的家族从俄罗斯移民到芬兰，再搬迁到了波兹南。罗莎的父亲早早去世，留下了6个孩子嗷嗷待哺，贫穷使得整个家庭都过得非常艰辛。家里人将罗莎看作快乐源泉，她是个长得非常漂亮的女孩，性格也很讨人喜欢。为了减轻母亲的负担，她长大后与纳夫塔利结了婚。遗憾的是这段婚姻并不是因爱情而缔结，更多的是为了保全生计，这也使得他们的婚姻关系充满紧张和冲突。

罗莎在生下弗洛姆后患上了抑郁症，弗洛姆说："我时常感到自己是母亲的守护者，她常常哭泣。"弗洛姆回忆道，"我感觉我不得不为了保护她而去对抗我的父亲。"[①]罗莎会带着弗洛姆回到自己的家族同胞那里，然而这个过程中她会说纳夫塔利家族的坏话，这让弗洛姆很不开心。

罗莎把弗洛姆视作自己不可分割的一部分，以至于她的愿望覆盖了弗洛姆自身的意志。比如她希望弗洛姆学钢琴但弗洛姆热爱的是小提琴。罗莎还在弗洛姆童年时给他穿裙子留长发，问题是当时弗洛姆的同龄男孩已经开始穿男装了。可以想象，这个部分或许也带有罗莎对弗洛姆的无意识改造和对他男性身份的不满，或许其中甚至也掺杂着她对纳夫塔利的攻击。

---

① 劳伦斯·弗里德曼.爱的先知：弗洛姆传[M].郑世彦，计羚，译.北京：中国友谊出版公司，2019:6.

弗洛姆和母亲的关系也潜在地影响着他日后的亲密关系，尤其是和比他年长的女性之间的亲密关系。

"在弗洛姆的回忆里，他童年的大部分时间，罗莎都将他看作是一份重要的财产而不是一个人，充满占有欲，而这让他感到了压抑和束缚。"[①]

罗莎和纳夫塔利之间糟糕的关系，是幼年弗洛姆遭遇的"苦难"之一，他们的家庭关系里缺乏快乐和松弛，弗洛姆也时常被来自父母的带有不幸意味的投射限制和束缚。这可能也时常让他有一种边缘感：父母或许都在无意识地使用他，来解决自己的一些问题，回避他们关系中的某些痛苦，而没有真正去关心并深入了解他。这颗敏锐的心灵或许常常会感到孤独和苦楚。

为了摆脱这种糟糕的教育环境，弗洛姆成了他叔叔伊曼纽尔·弗洛姆（Emmanuel Fromm）家的常客，他也和叔叔的女儿——堂妹格特鲁德·亨奇克·弗洛姆（Gertrud Hunziker Fromm）成了终生的知己，有意思的是，后来格特鲁德也成为一名精神分析师。

伊曼纽尔对弗洛姆的成长影响深远，作为一位著名的律师和伦理学家，他很有操守和天赋，并且为人温和、兴趣广博，弗洛姆通过他接触到了德国等欧洲国家的高雅文化，比如了解了歌

---

① 劳伦斯·弗里德曼.爱的先知：弗洛姆传[M].郑世彦，计羚，译.北京：中国友谊出版公司，2019:6.

德（Johann Wolfgang von Goethe，1749—1832）、席勒（Johann Christoph Friedrich von Schiller，1759—1805）和贝多芬（Ludwig van Beethoven，1770—1827）等杰出人物，这为他的精神世界拓宽了道路。

另一位对弗洛姆产生了深远影响的童年期重要人物，是他伟大的叔公路德维格·克劳斯（Ludwig Krause），一位杰出的《塔木德》学者。他是一位平静且欢乐的人，他将弗洛姆带入了《犹太法典》研究的世界，并使他更加了解祖父班贝格尔的贡献。据说在路德维格拜访弗洛姆家的时候，他们会整天在一起研究《犹太法典》的内容。"实际上，路德维格叔公对这个男孩产生了革命性的影响"，远超弗洛姆的父母和伊曼纽尔叔叔，因为"他使弗洛姆产生了关于未来想要成为谁的想法"，并在越来越充满利益和世俗的现代世界里，为他展示了一个"被隐藏的研究与沉思的世界"。[①]我们可以将之理解为一个宁静且深邃的灵性空间。

弗洛姆的成长环境展示了一种制约和资源缠绕交织的局面。或许对于弗洛姆来说，童年期在父母身边体验到的束缚与艰难，以及他和其他那些知识渊博、精神世界丰富且人格醇厚的亲人们相处时的快乐和舒展，使得他对个体的精神困境有许多深刻的体会，也促使他对人如何摆脱束缚、充分地实现自我发展有了深刻

---

① 劳伦斯·弗里德曼.爱的先知：弗洛姆传[M].郑世彦，计羚，译.北京：中国友谊出版公司，2019:8.

的关注。

　　弗洛姆家族中深邃且丰富的宗教研究传统，也为弗洛姆在探索人和理解人性方面铺垫了重要的资源，并且这个部分的影响贯穿了弗洛姆的一生。虽然他在很年轻的时候就不再信仰犹太教，成了更世俗的人，但是他却始终认为《希伯来圣经》和《塔木德》是他精神和道德的支柱。

## 研究成就

实际上弗洛姆在大学里的专业并不是精神医学，而是法学与社会学。在海德堡大学就读社会学博士的过程中，他广泛地涉猎历史、社会运动、马克思主义与心理学史等内容。与此同时，在跟随老师阿尔弗雷德·韦伯（Alfred Weber，1868—1958）学习社会学的过程中，韦伯的学识与人格深深吸引着他，韦伯教导弗洛姆：尽管社会学家关注个体，但是我们必须认识到个体不可避免地根植于集体生活。这一教诲也为弗洛姆日后的核心概念"社会性格"的创立埋下了伏笔。

1929年，在柏林完成了精神分析训练的弗洛姆被引荐给霍克海姆（Max Horkheimer，1895—1973），后者在1930年开始成为法兰克福研究所的长期领导。这个研究所专注研究跨学科的马克思主义，研究范围涵盖了社会、心理和文化整体。正是在这个研究所，弗洛姆接手并展开了一项史无前例的关于权威主义的研究——德国魏玛工人研究。

德国魏玛工人研究对外大约发放了3300份问卷，回收了1000

多份，据说不少资料在中途丢失，但即便如此，它所揭示的内容也令人非常震惊：这些访谈问卷显示有更多工人表现出了超出研究者们预期的权威主义倾向。

事实上在一开始，这项研究的方向只是为了调查工人们的阶级态度和潜在心理倾向，并没有提炼出权威主义的议题。但随着弗洛姆在研究当中注入了精神分析视角，并以精神分析会谈式的内核去设计访谈方式，他不仅通过对字词、个体表达方式进行精神分析式的联想、理解和分析，去记录每个受访者独特的、深层的心理状态，还通过这个调查逐渐梳理出了这些工人的人格结构的某些特征。随着调查的逐渐深入，尽管当时弗洛姆和项目组员尚未意识到，但这项研究已经开始触碰到了纳粹哲学，并"探测到了'公开的政治忠诚'与'潜在的人格类型'之间的差异"。

这项研究最终没有在弗洛姆的手里形成完整的书籍，但它毫无疑问是那个年代里，弗洛姆和同事们在实证主义社会学方面所做的一项意义深远的开拓性努力。1977年，也就是弗洛姆77岁时，一位年轻的德国学者，社会学家沃尔夫冈·邦士（Wolfgang Bonss）在拜访弗洛姆时，偶然间进入他的资料室，发现了未被发表的德国魏玛工人问卷，他意识到这些资料无论是对于弗洛姆还是后来的研究者来说，它都有着非同寻常的意义，因此，邦士在1980年将从这些资料中拼凑出的内容出版成了一本书——《魏玛德国的工人阶级》（*The Working Class in Weimar Germany*，1980），并将弗洛姆也列为作者。虽然书问世时弗洛姆已去世，但最终，他所做的这项重要研究通过这本书被所有人看到。

之所以一定要谈及这项研究，是因为在完成这项研究的过程中，催生了弗洛姆的重要概念——社会性格，以及他一生之中最为重要的作品之一——《逃避自由》。弗洛姆在该书中指出："如果人性不能适应自由固有的危险与责任，它就很可能转向极权主义。"这本书诞生于1941年，被翻译为28种语言，销量超过了500万册。在这本书中，弗洛姆"剖析了希特勒时代独裁主义的社会心理"①，以及权威性格的特征与形成过程，这让当时经历了两次世界大战摧残的西方社会开始对极权主义和其背后的心理机制有了系统而深入的了解。

事实上放到今天来看，弗洛姆所探索和批判的资本主义制度的某些弊病——人的异化、机械趋同，在我们当今的生活中仍然比比皆是。从那个时候就开始兴起，并因互联网而愈发繁盛的消费主义，也并没有解决人类的空虚和恐惧，它在弗洛姆那个时代就带来了很多的孤独、焦虑、抑郁与破坏性，而到了今天，这种趋势似乎在世界范围内变本加厉。

实际上，《逃避自由》中的一些内容和弗洛姆个人的经历也息息相关。1934年，德国纳粹上台，弗洛姆决定离开法兰克福去

---

① 劳伦斯·弗里德曼.爱的先知：弗洛姆传[M].郑世彦，计羚，译.北京：中国友谊出版公司，2019:8.

往瑞士，又一路从瑞士出发最终抵达纽约，并于1940年获得了美国公民身份。弗洛姆最初离家时强烈希望母亲罗莎和他一起离开，那时他的父亲已经病逝。然而他的母亲不愿离开德国，也不相信希特勒会对他们造成多大的威胁，一直到1938年"水晶之夜"事件①的发生。而在那之后，离开德国变得异常艰难，弗洛姆的许多亲友都被纳粹逮捕，而在其后数年间，弗洛姆都在四处奔走，营救家人、亲友和一些学者。而这段经历在相当程度上为他写作《逃避自由》注入了力量。

在《逃避自由》一书之后，弗洛姆又接着创作了《为自己的人》（*Man for Himself: An Enquiry into the Psychology of Ethics*，1947）、《精神分析与宗教》（*Psychoanalysis and Religion*，1950），这两本著作虽然没有像《逃避自由》那样聚焦、精确，但是通过它们，弗洛姆对"社会性格"这一概念进行了详细阐述，而且也反复提及了他所提倡的"人本主义"信条。

在《为自己的人》一书里，弗洛姆认为，人不应该只为了物质回报而工作，更应该凭着自己的才能去创新，去绽放他的精神。人只有能够具有并释放生产性时，才可能去欣赏和理解他人身上的相同品质，并对他人表达真正的同理心和关爱。如果生产性被

---

① 指1938年11月9日至10日凌晨，在纳粹的怂恿和操纵下，德国各地的希特勒青年团、盖世太保和党卫军化装成平民袭击德国和奥地利的犹太人的事件。该事件也标志着纳粹对犹太人有组织的屠杀的开始。

封锁，人就可能会将自己的精力释放到对他自己和他人具有破坏性的事情上。因此，生产性的生活应该是理性、充满爱、自发且具有创造性的。

而这个观点，实际上后来也孵化成了弗洛姆的畅销书《爱的艺术》的基本思想。《爱的艺术》诞生于1956年，这本书的诞生与弗洛姆个人生活中的突破与进展息息相关。在经历了两段失败且痛苦的婚姻后，弗洛姆在1952年，终于遇见了自己的一生挚爱——安妮斯·弗里曼（Annis Freeman），并与她幸福地度过了人生的最后30年。

事实上在遇见安妮斯之前，弗洛姆也曾怀疑自己是否还能够在余生中拥有幸福。然而安妮斯的出现完全点燃了弗洛姆的激情，他们虽然在不同的领域里工作，安妮斯经营着已故前夫的生意，而弗洛姆是一位重要的知识分子及杰出的作家，安妮斯也对弗洛姆所读和分享的书几乎没有什么见解，但是他们仍然有许多共同语言，并对彼此保持着浓情蜜意。

与弗洛姆的前两任妻子不同，安妮斯非常漂亮，极具女性气质，魅力非凡，且充满着对生活的热情，这让弗洛姆总是感到欢乐与幸福。"他深深地迷恋着安妮斯，在两人分开的日子里，弗洛姆每天都要给安妮斯写几封短信，倾诉相思之情。在一起生活后，他们每一天都会拥抱和亲吻。连弗洛姆当时的学生们也注意到因为这段幸福的婚姻，他在生活、工作中都变得越来越开心了。"①

这段幸福欢乐的情感成了《爱的艺术》的创作背景，也使这本书一跃成为全球范围内的畅销书。这本书涉及对爱的本质的探讨。弗洛姆认为，"爱情不是一种只需要投入身心的感情，而是需要努力发展自己的全部个性，以此形成一种创造倾向，否则，一切爱的尝试都是会失败的。"这种创造性的倾向，可以将之关联到弗洛姆一直所提倡的"生产性社会性格"，事实上弗洛姆也认为，这是"爱的艺术"的绝对前提。因为爱是一门艺术，想要掌握这门艺术的人，需要有这方面的知识并付出努力去学习，人既要学习爱的理论，也要在爱的实践中学习。

在这本仅有一百多页的小书里，弗洛姆还探讨了爱的几种形式与它们之间的区别，尤其是"兄弟之爱"，"这是对另一个人的责任感、关怀和理解，希望他的生活更美好"。在这种体验中，个体将与他人合一，如同基督所说的"人人皆兄弟"。

弗洛姆还在这本书里探讨了爱自己与爱他人的关系。他指出，如果我爱他人，也一定需要爱自己，一个不爱自己的人也不可能懂得如何爱他人。如果一个人只爱某个人，而对其他人无动于衷，这也不是真正的爱，而是一种共生的依恋，放大的自我中心。同时，他也严厉地指出，对当代人来说，寻找真爱的阻碍来自于资

---

① 劳伦斯·弗里德曼.爱的先知：弗洛姆传[M].郑世彦，计羚，译.北京：中国友谊出版公司，2019:184.

本主义的市场制度以及消费主义，它们制造了人与人的疏离，并使人远离自己，将自己的人格异化成为商品，伤害和束缚了人自身的生产性。而人们不必等到资本主义体系和价值观消亡后才去寻求掌握爱的艺术。

《爱的艺术》形成了一种国际现象，截至1999年，它已经被翻译成32种语言，销售超过2500万本，甚至在德国，《爱的艺术》成为仅次于《圣经》的德语畅销书。这本书让弗洛姆成为一名社会评论家。左派人士对他产生了狂热崇拜。这本书将弗洛姆推上了国际舞台。

1950年，弗洛姆完成了他的第三本书《精神分析与宗教》，作为《为自己的人》的续篇。在这本书里，他分析了精神分析与宗教信仰之间的关系。1955年，他又完成了一本获得巨大成功的书——《健全的社会》（*The Sane Society*）。而这本书与《逃避自由》之间有着一定的连续性。

对于弗洛姆而言，这本书包含着他内心中对"美好社会"的蓝图。他在书中探讨了一个深刻的问题："社会作为整体是否会患上精神病？"弗洛姆对此给出了肯定的回答，并指出"现代社会使人们与自己创造的事物、自己建立的组织、其他人甚至自己疏离开来"。弗洛姆对社会主义和资本主义制度进行了深入分析，并指出，"理想的社会中，个人不再是达成其他人的目的的手段，个人的幸福应该是社会的核心关注点，社会的经济增长不应凌驾于个人的发展之上；在精神健全的社会中，个人应当富有创造力和责任感。"

在《健全的社会》里，弗洛姆重点讨论了机械趋同，他认为这种趋同是一种"社会缺陷"，疏离的人群通过它来适应不健康的社会。

这本书同样取得了巨大的成功，并引起了广泛关注，出版后不久，这本书就位列《纽约时报》畅销书排行榜第五名，到2005年，它已在全球销售了约300万册。

1951年，弗洛姆出版了他在临床工作方面的一本专业书籍——《被遗忘的语言：理解梦境、童话和神话》（*The Forgotten Language*）。这本书聚焦于对梦的分析，这也和弗洛姆的临床工作方式有关，他非常依赖于梦境分析，而且他在自己的分析中也一直这么做。但是与弗洛伊德不同的地方在于，他拒绝了弗洛伊德的假设"梦境完全反映了人类非理性和自私的性质"，他也同样拒绝了荣格（Carl Gustav Jung，1875—1961）的观点"梦境是超越个人无意识智慧的真实"。弗洛姆认为的是："梦境反映了我们非理性的斗争，也反映了我们的理想和道德。"这本书也广受读者欢迎，销量超过200万本。

弗洛姆是一位非常高产的作家，一直到他80岁离开世界前，他都在不停地创作。1964年，他出版了《人心》（*The Heart of Man: Its Genius for Good and Evil*），探讨了恋生欲和恋尸癖的二元结构，以及自恋的相关议题。这本书被翻译成18种语言，销售了200多万册，成为这个十年里他最受欢迎的作品。

在其后，他又写作了《像上帝一样生存》（*You Shall Be as Gods*，1966），这是一本基于《希伯来圣经》的小书，写作这本书也"帮助他在面对个人和全球的逆境时恢复了自己的内在灵性"[①]。1970年初，他出版了《精神分析的危机》（*The Crisis of Psychoanalysis: Essays on Freud, Marx and Social Psychology*），其后，他投入到他篇幅最长也最厚的一本著作中——《人类的破坏性剖析》（*The Anatomy of Human Destructiveness*，1973），为了完成这部作品，他涉猎了遗传学、比较人类学、动物行为学、认知心理学、神经科学、语言学等，在他晚年饱受病痛折磨的情况下，他仍然投注了大量精力创作这本著作。通过这本书，他试图回答：人类的侵犯和破坏性，是否是与生俱来的本能行为？运用精神分析的方法，弗洛姆尝试回答这个问题，他将侵犯行为分为了"良性侵犯"与"恶性侵犯"，并在恶性侵犯部分进行了深入的阐述，这种阐述将他探讨过的施受虐的概念、恋尸癖与破坏欲关联了起来。为了写作这本书，他还专门拜访了希特勒（Adolf Hitler，1889—1945）的首席建筑设计师、第三帝国的弹药部部长施佩尔（Berthold Konrad Hermann Albert Speer，1905—1981），后者为他

---

[①] 劳伦斯·弗里德曼.爱的先知：弗洛姆传[M].郑世彦，计羚，译.北京：中国友谊出版公司，2019:252.

提供了诸多材料，以便他分析希姆莱（Heinrich Himmler，1900—1945）和希特勒的性格特征，以及他们所表现出的恋尸癖。

1976年，弗洛姆出版了最后一本由他自己完全执笔的书《占有还是存在》（*To Have or to Be*）。弗洛姆在这本书里，详细地讨论了占有模式和存在模式的区别，并在人类的不同经验和面向里对比了这两种模式的区别，他提倡一个人性社会的到来，在这样的社会中，人们能够从占有模式转换到存在模式，人类将能够停止囤积和利用，并摆脱物质依赖的枷锁，寻求给予、分享和联结。

弗洛姆一生的著述有二十余本，在他的著述中，他将对社会的观察和理解与精神分析的训练和视角紧密结合，为人们理解社会制度、个体的存在状态，以及政治和经济环境的影响提供了有力的指引与参考。

# 精神分析领域的发展与创建

　　尽管弗洛姆在自己的诸多著作中都提出了对弗洛伊德的批评，但实际上，有人通过对他的作品进行分析，发现他提及弗洛伊德的次数远远要多于马克思（Karl Heinrich Marx，1818—1883），因此人们认为，也许并不像弗洛姆自己所说的那样，他对马克思的认同更深，实际上弗洛伊德的影响对于弗洛姆来说要远远高于马克思。

　　弗洛姆最初受到精神分析的影响，开始尝试用精神分析的方式来探索自己。他接受了弗里达·里奇曼（Frieda Reichmann，1889—1957）的分析，后来因两人相爱而终止了分析。其后，弗洛姆搬到慕尼黑，与威廉·威腾博格（Wilhelm Wittenber）进行分析，随着威腾博格的去世，弗洛姆遇见了格罗代克（George Groddeck），这位温和、真诚又灵活的精神分析师让弗洛姆感受到了自由，可以更多地发表他的观点，包括他对弗洛伊德机械的力比多理论、俄狄浦斯情结的普遍性以及父权假设的怀疑态度。

　　最终，弗洛姆因为格罗代克加入了法兰克福的德国西南精神分析研究小组，而后来这个小组在1929年成立了法兰克福精神分析研究所，弗洛姆被认为是创建者之一。

1929年，弗洛姆完成了精神分析训练并在柏林开始实践。1934年，因为纳粹的暴行他去到了美国，并协助法兰克福研究所从德国搬迁到哥伦比亚大学。随着后期逐渐脱离法兰克福研究所，弗洛姆遇到了一群新弗洛伊德主义者，包括卡伦·霍妮（Karen Horney，1885—1952）、哈里·斯塔克·沙利文（Harry Stack Sullivan，1892—1949）等。他们一起组织了黄道小组及霍妮家的聚会。

事实上，弗洛姆与霍妮在思想上彼此深深地吸引，他们均对弗洛伊德强调的父权制、女性的阴茎羡嫉和俄狄浦斯情结产生怀疑，同时霍妮也帮助弗洛姆提升了对美国精神分析理论和精神分析政治学的了解，并为弗洛姆引荐了诸多杰出的人士，他们成为了后来弗洛姆创作《逃避自由》时的智囊团和支持者。

与此同时，弗洛姆也从霍妮的作品与观点中汲取了养分，比如霍妮关于神经症根植于基本焦虑的概念，影响并呼应了弗洛姆后来形成的"异化"概念。

霍妮在1933年邀请了与她志同道合的弗洛姆加入芝加哥精神分析研究所，弗洛姆在其中担任讲师。1941年，霍妮因为和纽约精神分析协会的冲突而从中辞职，创立了精神分析进步协会及其附属机构美国精神分析研究所，弗洛姆也加入了协会，尽管没有医学学位，他仍然被任命为培训分析师和临床督导，享有教学特权。

然而1943年的时候霍妮剥夺了弗洛姆的临床督导权利，并对弗洛姆降级，最终弗洛姆离开了这个协会。

之所以会有这样的决裂，与他们在情感上的羁绊也有关。共同去往美国后，弗洛姆和霍妮建立了亲密关系，而霍妮也将自己的二女儿玛丽安交给弗洛姆来做精神分析治疗，尽管这其实不那么合伦理，但弗洛姆接受了这样的安排。然而随着他们关系的深入，裂痕逐渐出现，尽管弗洛姆很乐意协助霍妮，但他感受到霍妮把他当作激发灵感解决困难的帮手，且霍妮对他的这种依赖可能会威胁到他的自主权。同时，霍妮也发现虽然弗洛姆在工作中严谨聪明，在情感中令人兴奋，但他并不会娶她。而弗洛姆在为霍妮女儿分析的过程中，所得知的关于霍妮作为母亲的缺陷，也使得他们的关系进一步恶化，这些最终将他们的关系推向了破裂。

在纽约期间，弗洛姆受邀担任了华盛顿精神病学学院的社会心理学教授，并且参加纽约的高级研讨会，他发现自己的新弗洛伊德主义修正学说在这里得到了重视。之后他也担任了威廉·阿兰森·怀特精神病学研究所（William Alanson White Institute of Psychiatry Psychoanalysis and Psychology）的临床培训主管，并被委任为高级培训分析师，随时可以主持临床精神分析的研讨会，他在这里一直工作到1950年。在此过程中，他还建立了一个廉价诊所，旨在为社区提供服务，这在当时可谓是创新之举。

在此之后，弗洛姆移居到墨西哥，而墨西哥的同道对他推崇备至，读过他的《逃避自由》的杰西·左扎亚（Jesus Zozaya）从中获益良多，而杰西是一位著名的医生和墨西哥大学研究生院的院长。在他们的邀请下，墨西哥国立大学为弗洛姆授予了精神分析学家最高贵的教职——该大学医学院的特殊教席。弗洛姆在此为精神科医生讲授精神分析的现代课程，并向普通大学生群体开展定期讲座。随后，弗洛姆开始在墨西哥精神分析学会培训第一代精神分析师。

事实上，弗洛姆与精神分析协会等机构的关系并非总是和睦友爱。1953年，弗洛姆发现自己不在国际精神分析协会（IPA）的会员名单上，他被要求出示证明文件。这时的IPA已经开始被美国精神分析协会（APA）所主导。IPA有个分支机构——德国精神分析协会（DPG），该分支机构中的成员有反犹倾向，因此弗洛姆选择辞职。而其后，国际精神分析协会和美国精神分析协会达成一致，将非医学训练的分析师的会员资格全部剥夺，并不允许他们参与IPA的事务，而弗洛姆并不是精神科医生。

随后华盛顿精神分析协会也开始找他的麻烦，因为他的非医学背景以及他在墨西哥开展非正统的分析培训实践。在这种情势下，弗洛姆放弃寻求加入相对正统的精神分析组织的机会，而是去往欧洲与同道定期见面，并最终组建了新的协会——精神分析协会国际联盟（IFPS），弗洛姆被认为是这个新组织的创建人之一。

弗洛姆作为新弗洛伊德主义者，很反对弗洛伊德的本能理论。

弗洛伊德强调，力比多能量塑造了个体的性格，但弗洛姆却倾向于强调人是社会性的存在，受到社会结构与文化的影响。这些观点并不能被正统的精神分析圈子所接受。

另一个产生冲突的地方在于弗洛伊德的爱欲和死欲，也即生本能和死本能。这是弗洛伊德非常重要的观点，生本能可以被理解为每个生命都有生存本能，包括吃饭、喝水、睡觉、性等，这些我们每天都需要做的事情是由生本能驱动，为了能更好地活下去并繁衍，生本能指向了时间和空间里的存在感。

死本能则相反，它是为了在时间和空间中彻底地湮灭，它是一种生命从有机物转向无机物的变化。同时弗洛伊德还认为："正是通过爱欲这个机构，指向外部世界的破坏性本能才能从自身发生转向。"

而弗洛姆发展出了他自己的理论：恋生欲和恋尸癖。前者代表一种强烈的活力感，人类通过它来确认自己的力量和自我感，而后者则是渴望生命形态的崩溃瓦解。尽管看起来这种观点很像对弗洛伊德的爱欲和死欲的重述，但弗洛姆却认为它们是不同的，因为弗洛伊德的爱欲和死欲是本能的产物，但恋生欲和恋尸癖却更多是社会经验的产物，受着社会文化和历史变迁的影响。

但实际上，后来学者的研究认为，弗洛姆并没有完全背离弗洛伊德，有人将他们观点的分歧形容为"一支自由的你来我往的舞蹈"。

　　弗洛姆并没有在临床工作中留下大量的资料，原因是他认为他的治疗方式使得来访者的特征在记录中显得非常突出，如果运用这些素材撰写案例报告，很可能会导致来访者的隐私暴露。因此我们很少能够在公开渠道查阅到弗洛姆如何做治疗的具体信息，或者和他工作过的临床个案有关的详细报道。

　　但是与他工作过的来访者和同道对他的治疗方式有清晰的评价，他的来访者认为，弗洛姆的临床方法充满了慈悲与关怀。而弗洛姆认为，有效的治疗师应该与患者建立"中心关联"并进入他的"中心"，要快速绕过外围的社会事务，更为紧要的是我们的人心与另一个人的人心产生反应。他将这种关联性称为"人本主义"。弗洛姆将自己的工作方法称为"舞动"，他强调治疗中的内在互动性、艺术性及对另一个人的深刻理解。这一点，显然也与弗洛伊德提出的"空白屏幕"工作方法[1]非常不同。

---

[1]　在弗洛伊德的"空白屏幕"技术中，治疗师被要求"匿名、中立"，不透露任何个人的信息，也不流露任何个人情感，分析师要让自己像一块空白屏幕一样，让来访者将自己的内在世界投影在这块屏幕上。

## 政治运动

　　弗洛姆对人类的爱并不仅仅表达在语言和书籍中，而是落实在实际的行动里。弗洛姆非常关心社会，也热衷于参加政治活动，他对许多精神分析工作者对社会环境的漠视感到痛心。

　　在冷战时期，弗洛姆在《代达罗斯》（*Daedalus*）杂志上发表了一篇关于武器控制和裁军的文章，引起了美国总统候选人肯尼迪（John Fitzgerald Kennedy，1917—1963）的注意。弗洛姆在文章中表示最终目的是消除所有的核武器。在弗洛姆的后半段人生中，他始终为核武器的问题而感到忧心忡忡。肯尼迪就职总统后，便提议国会建立军备控制和裁军署，并要求顾问考虑弗洛姆持续向苏联政府施压的建议。于是肯尼迪的国家安全顾问——麦乔治·邦迪（McGeorge Bundy）收集了弗洛姆关于苏联和德国政治的数篇文章，放入总统办公室的作战指示材料里。后来1963年6月，在一次美国大学的重要演讲中，肯尼迪明显放弃了一贯的鹰派言论，强调了与苏联和平共处以及裁军的必要性，以此作为避免全球性毁灭的手段。

冷战最危险的时刻，全球性的核毁灭随时可能会发生，弗洛姆做了许多场公开演讲，并通过他的书籍和捐赠来为世界无战事而努力，这也鼓励了许多和平与人权活动家。他帮助建立并资助了国家理智核政策委员会（National Committee for a Sane Nuclear Policy），而且积极领导这个组织。

在很多有影响力的官员那里，弗洛姆的地位举足轻重。富布赖特（James William Fulbright，1905—1995）、哈特（Philip Aloysius Hart，1912—1976）等人常在国际事务中求教于他。他获取和分析重要德国文件的能力，也为他在外交政策辩论中创造了一个适中的位置，政府官员相当重视弗洛姆的意见和分析。

这也是弗洛姆复杂生活其中的一个面向，他公开承认自己是和平活动家，但同时他也在尽力地参与政治运动。他并不是一个"站在外面批评它"的人，而是愿意成为一个"走进里面改造它"的人。从某种程度上来说，这也折射出他对宏观世界，对人类的爱的一种深切和投入的行动。

——

艾里希·弗洛姆有着丰富的身份，无穷的精力，丰沛的热情。他像一颗多面的宝石，在其80年的岁月里，不断地呈现自身的新面向并让之闪耀。他是一位多产的作家，如同他所描述的生产性性格一样，他毕生都在寻求自身的绽放，他热忱地投入他所触及的每一个领域：宗教、精神分析、社会研究、政治行动、家庭生活……他如自己所说和所期望的那样，让爱尽可能地灌注在他生命的每一个领域，在有限的时间里尽情欢享。他也以自己情感充沛、真诚并犀利简洁的言辞，将经由他深邃心灵所洞察到的世界、人心和关系，分享给全世界的人。即使他去世已经超过了40年，但是他对人类处境的思考，对社会制度的思考和探索仍然能够洞穿时空，给当代的我们带来持续的启发。

他是当之无愧的探索者，也是一位持续不断追求着爱与自由的先知，他所提出的"爱是解决人类生存问题的唯一令人满意的答案"，或许也将会成为当今和未来诸多人类问题的解答。

# 第一章　爱的理念及困境

Chapter One

建立亲密关系显然已经成为当代人的难题。2022年的中国青年婚恋观调查报告显示：76%适婚青年存在恐婚现象，同时，有恐婚倾向的受访者中，有61.2%表现为不愿意过早结婚。并且，根据民政部的调查数据，2021年，我国结婚率仅为5.8%，较之9年前下滑超过50%，而离婚率则从2002年的0.9%飙升到了2020年的3.09%，上升了2倍还要多。

　　根据以上数据，我们可以看到，对于当代人来说，进入一段亲密关系，与他人建立爱的联结成了越来越困难的事。许多人对如何建立和维系一段充满爱的关系，充满了迷茫与困惑。

　　对于爱的困境一事，弗洛姆早在1956年就已经有过深刻思考。他敏锐地发现，随着社会意识形态的变迁，人们对"爱究竟是怎么回事""如何建立亲密关系"等一系列问题的认知，并没有随着物质生活的改善而提升。相反，一些持续存在的困境不仅没有消失，还镀上了独有的时代色彩。

　　在本章，我们将进入弗洛姆对爱的系统思考，跟随他的脚步去触摸爱的本质，并由此审视当代流行的爱欲观，了解是什么在控制和影响着我们的亲密关系。

# 爱是否是一门艺术？

这个问题的答案，也是弗洛姆在关于爱的问题上提出的最为核心的观点：爱一定是一门艺术，且需要知识和努力。一个人若想拥有爱的能力，就必须像掌握一门艺术能力一样，经过刻苦勤勉的不懈实践。就如同"拳不离手，曲不离口"，若想爱人，那么也得遵循爱的基本规律，反复进行学习与练习。

然而这种观念与绝大多数人所持有的观念是相违背的。在流行文化里，关于爱的描述往往是：一种突如其来的特殊感觉将某人攫住，使双方疯狂地坠入爱河；或者一个在感情上经历了各种不幸的人，偶得良人，突然就从苦情戏主角变成了童话故事主角，仿佛爱的发生更多的是靠运气，以及遇见"对的那个人"。如果能有上述两种条件中的任意一种，爱便能发生及持续；如果没发生，或者中断了，那就是运气不好，或者遇错了人。总之，是时机未到，并不是自己爱的能力不行。

但弗洛姆不这么认为。他明确地指出，之所以人们认为爱不需要学习，是因为有三个错误的前提假设，第一个假设是："多数人个人生活的幸福对于形成弗洛姆后期对爱的重要观点有着举足轻重的作用。在经历两次失败的婚姻之后，弗洛姆终于在1952年遇见了一生挚爱——安妮斯·弗里曼。这段关系给予了他婚姻生活中最丰富和欢乐的体验，改变了他原本容易沮丧的状态。这段幸福的关系成为了他创作《爱的艺术》的重要背景，这本薄薄的小书探讨了爱的5种类型，并在出版后的近70年间，仍然在引导和启发着世界范围内的一代又一代读者们。

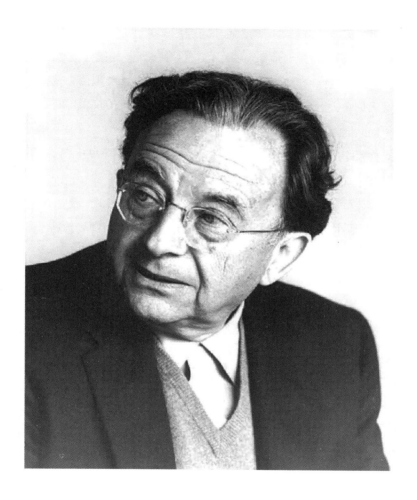

宁愿把爱当成被爱的问题，而不愿当成爱的问题，即不愿当成一个爱的能力问题。对他们来说，爱就是如何被爱、如何惹人爱。"[①]

基于这样的态度，男人们会去追求成就、社会地位、金钱，女人们会去追求身材曲线、吸引人的装扮、迷人的仪表，两者还可能共同追求的则是优雅的举止、幽默的谈吐、诚实谦虚等被大众称颂的性格特点。然而，弗洛姆认为，这所谓的可爱的特质，"不过意味着适于大众的爱慕和性吸引力的融合。"[②]

这话要怎么理解呢？

国际精神分析协会的会员，来自法国的精神分析师玛蒂娜·伯德（Matina Burdet）[③]，曾经做过一个题为《你会爱我还是跟随我》（"Do You Love Me or Do You Follow Me"）的演讲。在演讲中，玛蒂娜提到，在社交媒体时代，越来越多不懂得如何去爱的人，正处于心灵的和社会环境的十字路口。人们追逐相互连接，而不是真正地建立复杂丰富的关系。很多人渴望被他人看见和崇拜，尽管这种喜欢或崇拜是基于一种没有立体感的、扁平的、缺乏特征的形象，但那些形象符合某一种被人们推崇的社会标签。因此，

---

① 艾里希·弗洛姆.爱的艺术[M].刘福堂，译.上海：上海译文出版社，2019:3.

② 艾里希·弗洛姆.爱的艺术[M].刘福堂，译.上海：上海译文出版社，2019:4.

③ 玛蒂娜·伯德曾任欧洲精神分析联盟秘书长，国际精神分析协会远程分析任务组成员，电子期刊《精神分析-当今》（*Psychoanalysis.today*）的首席执行官。

人们无意识间用"追随"取代了"爱"，用"连接"取代了"关系"，并形成了一种倾向——"要么被看见，要么去死。"

因此，一个人可以在大众意义上拥有性吸引力，但这与他是否有能力去爱另外一个人、建立有深度的关系并没有任何直接的关系。塑造自己可爱的形象，也可以是个体自恋的结果，为了渴求得到他人之爱的行动，也就是俗话说的"他对他自己很好，但这可能和你没关系"。

弗洛姆的时代并没有互联网，但是他对于人们追逐一种标签化的自我塑造，忽略了"精神上深度的自我关照"与"了解他人的倾向"的洞察，却跨越了时代，照进了现在。

第二个错误的假设，是人们把爱的问题设想为一个对象的问题，而不是能力的问题。人们认为爱是简单的，困难的是寻找正确的爱的对象，或者被爱。

我曾经有位来访者，她正是因为类似的问题来到我的咨询室。在她过往十来年的情感经历中，她总是重复地陷入一些痛苦的关系，这些关系实际上都有着一些共性。尽管寻找的对象在表面上看起来很不同，有时是活泼阳光的年轻男生，有时是稳重低调的成熟男士，但在这些看似迥异的外表下，他们却都有着类似的特质：在亲密关系上有着很强的不安全感，对控制的要求非常高。而这位来访者的父母都是控制型的父母，这样的养育经历导致她的潜意识里有着寻求强烈依赖的倾向，这个倾向使她总是能精准地嗅出具有控制倾向的对象，并与之陷入爱河。

但这位来访者无法洞察到自己和所处对象内在的这些特质，只试图通过寻找不同外显特质的对象来解决关系破裂的问题。因此当控制与被控制的关系纠缠到最后，她因不堪忍受而终于选择结束时，往往只是选择痛苦地离开，并不去认真总结、觉察这些关系的共性以及自己在其中的影响。她会告诉自己，也许是自己没找对人。在她向身边人寻求安慰时，她和她的朋友也总是一致认为，等到找到真正的对的人，那所有的问题就都不是问题了。

显然，在恋爱领域里持有此类观念的人不在少数。他们认为并不需要对自己做出多少了解，也意识不到爱的达成需要足够的人格成熟度，因为他们认为如果那个人是正确的人，他一定会全然地接纳自己，爱上完整的自己，所以他们需要的只是找到那个人罢了。

然而一位印度的哲人曾说过一句有意思的话："爱情的基本理念是先成熟，然后你会找到一个成熟的伴侣。当你是一个心理上和精神上成熟的人，你不会爱上一个婴儿，它不可能发生。"

一个人的人格成熟度并不必然随着年龄增长而增长。精神分析认为，每个人的身上都有着过去所有发展阶段的残留，也就是说，三十岁的我们的内在也会有十岁的我们，五岁的我们，甚至三个月的我们的人格特征。

但当我们的人格在成熟过程中遭遇创伤或受阻时，我们在当下阶段的发展就可能被固化，我们的心理状态会停留在此处不再发展。因此，很可能在某些时候我们生理上已经30岁了，但面对特定问题、特定关系，仍然会采取5岁或者3岁时形成的应对模式去处理，上述这种心理状态及由此引发的行为，在心理学中被称为退行。比如，如果没有处理好口欲期的依赖问题，成年后进入亲密关系的人就可能会退行成一个凡事都要被照顾，自我功能抑制的幼儿，而这样的关系显然不是健康的关系。如果我们处于这种状态，那么一个对心理状况有所认知，人格相对健康成熟的人，可能也无法爱上婴儿般的我们。

所以，期待一个完美爱侣的出现解决掉有关自身不幸的所有问题，这是对爱的巨大误解。弗洛姆也指出，这种观念的出现与社会背景有关。

在自由恋爱出现以前，人们是先结婚再来发展亲密关系，这导致很多人维系了一辈子的婚姻，却并没有机会体会到幸福。随着社会的发展、自由恋爱的出现，人们从过去的集体压抑中挣脱出来，把寻找到让自己有爱恋感觉的对象的任务放在了首位。

这种目的性的设置，我们并不能称之为绝对错误。可是由此引发的困境却让我们不得不开始思考，我们爱恋的感觉究竟萌芽自何处？

弗洛姆提到，我们的整个文化是以购买的欲望、互利交换的思想为基础的。人们会在潜意识中以购买商品的方式去看待他人，符合我们上文所说的"有魅力"的特征的男女，也就变成了紧俏的抢手货。人们评估彼此是否适合在一起时，往往内心深处浮现的声音是：从社会价值基点来看，这个对象是值得追求的，而就我的交换条件（往往指财产与潜能）来看，他也应该想要我。

大家对这种观点应该是相当熟悉的，曾经火了十年后来被全网封杀的网络红人ayawawa①，正是因为提出一系列所谓的"婚姻市场价值"理论被大众熟知，她将男女按照不同的条件进行估值，并延伸出一系列的所谓男女婚配规律。然而在这种看似理性的思考背后，实际上正在发生的是一场野蛮的剥夺——这种理论剥夺了人身上天然具有的完整的人性属性，并不是所有的情感、人格特质都可以被估价和交易的。这也是最后她被全网封杀的原因，她将两性情感领域的"以物易物"推向了极致，《人民日报》评价这种倾向"不仅物化女性，更是奴役人心"。

当然，这样的趋势并不是封杀一个ayawawa就可以遏制的。如果你去过上海人民广场的相亲角，就能看见一个历史悠久且热闹非凡的"交易市场"，在那里，每一个适婚男女都被简化成一系列的指标及数据，最核心的当然是外貌、学历、财力，它们被贴在纸板上向彼此展示，作为潜在投资客用来估值和决定是否出手

---

①　原名杨冰阳，早期活跃于天涯、猫扑等论坛社区的网络红人。

的依据。

我想纸板背后的那些鲜活的男人和女人，多数都并不愿意被如此简化，但正如弗洛姆所说："在一种交易盛行和奉物质财富为首要价值的文化中，人类爱的关系遵循统治商品交换和劳动力市场的相同的规律，这是毫不奇怪的。"[1]

而当人被套入如此单一和肤浅的价值评价体系里时，自然也就陷入了一条残酷的内卷与鄙视链中。关于这一点，20世纪美国作家弗朗西斯·菲茨杰拉德（Francis Scott Key Fitzgerald，1896—1940）的《了不起的盖茨比》（*The Great Gatsby*，1925）或许是个能帮助我们理解的故事。贫农子弟詹姆斯·卡兹本创业成功后更名为杰伊·盖茨比，并在长岛西端买下别墅，夜夜笙歌，期望能重逢已嫁给纨绔子弟的情人黛西，此时在他心里，或许就隐藏着这样的爱的意识：衣锦还乡，能换回心上人的倾慕。谁料这完全是一场悲剧的开头，最终盖茨比为旧情人失去性命，却并未换得他期望中的真情。

当爱成为交易，它必然被更高的筹码击败。

第三个错误的假设，在于人们把最初坠入情网的经历与爱的"永恒"之间的区别搞混了。

---

[1] 艾里希·弗洛姆.爱的艺术[M].刘福堂，译.上海：上海译文出版社，2019:5.

　　对于这一点，最具有代表性的说法莫过于"婚姻是爱情的坟墓"。我也曾听到过有人慨叹，"爱最美在初绽时"。这些说法仿佛都在说——时间是爱的敌人。真的是这样吗？弗洛姆并不这么认为。根本原因在于，许多人能够很容易地进入一段关系，却无法让关系持续地生长。弗洛姆指出，这是因为人们混淆了"当寂寞孤独被打破时的亲近感和痴恋"与"爱"的区别。关系的开始也许并不是基于深入的了解，而是人与人之间的陌生之墙被打破时，产生的亲近与兴奋，并且性的吸引力也往往让人误以为这是幸福的证据。随着两人关系的深入，最初的神秘感消散，关系变得乏味，人们逐渐开始产生对立、失望和厌倦。

　　这也是很多人的恋爱总是不断在充满希望与失望之间循环的原因，他们被自己关于美好爱情的想象俘获，投入其中，却又在理想化的破碎中失望，对关系进展不如想象感到难以耐受，最终陷入又一次的强迫性重复之中。

　　弗洛姆对于上述的三种错误认识有个非常有意思的总结："如果这是其他任何活动和事业，人们都会渴望认识失败的原因，学习做好它的方法，或者干脆拉倒了事。但爱是不可能拉倒了事的。对爱来说，只有一条克服失败的恰当途径——找出失败的原因，并着手探索爱的真谛。"①

―――――――――――――――――

　　① 艾里希·弗洛姆.爱的艺术[M].刘福堂，译.上海：上海译文出版社，2019:6.

———

为什么爱不能拉倒了事？也许弗洛伊德的话可以做出解释：对人而言最重要的是什么？去爱，去工作。

美国哈佛大学医学院精神病学教授乔治·范伦特（George Vaillant，1934— ）对此也有他的独特见解。他和他的研究团队在75年间持续对724位男性和90位特曼女性①进行追踪，他们发现了一个共同的成人发展路径：首先是掌握亲密的任务，然后是职业巩固的任务，最后是繁衍的任务。

范伦特教授认为在整体上，这些任务必须按顺序掌握，因为它们依次要求自我达到越来越复杂的整合水平。在大多数情况下，如果一个人没有先具备与他人建立亲密关系的能力，那么他在工作领域是很难成功的，而除非个体首先在职业上取得成功，否则很难成为一名导师并且带着繁衍性的关心去成就他人。这里的繁衍性，我们可以将之理解为培养、扶持和提携。

而范伦特教授在此处所说的建立亲密关系，并非特指男女关系，而是以一种双方都能够享受的方式使个体与另一个人互相分享自我。这种要求更多在于内心现实，而非外在现实。我想，贯穿范

———

① 斯坦福大学心理学教授刘易斯·特曼认为越聪明的人成就就越大，他曾有计划地寻找智商在140—200之间的天才少年，并将这些少年称为"特曼人"，此处同指智商极高的女性。

伦特所描述的成人发展路径中的根本，便是我们所说的爱的能力。毕竟，没有亲密的能力、爱的能力，后面两步都不可能实现。

那我们如何做，才能够避免爱的失败，掌握爱的能力呢？

弗洛姆认为，要想不在爱上反复失败，第一步就是要明确爱是一门艺术。如果想要知道如何爱，就必须像学习绘画、音乐、舞蹈一样，遵循艺术学习的方法与规律。对此，他总结了三个必要步骤：

> 1. 精通该门艺术的理论；
>
> 2. 熟悉该门艺术的实践；
>
> 3. 在自己的心中，必须是没有什么比此项艺术更为重要的事。也就是，必须在内心将学习实践爱这门艺术列为最高优先级。如果人们渴望拥有爱，但却把时间精力全部花在追逐金钱、名望、成就上，那自然是无法达成对这门艺术的掌握。

这三个步骤中的前两个步骤并不难理解，第三个步骤值得我们花点时间重点谈谈，到底什么是"最高优先级"？

把某事摆在内心秩序的最高优先级，其实并不是一件容易的事。如同减肥、学会某种技能一样，当我们在意识层面上有了这个愿望，这仅仅只是个念头，完全还不算是起步。为什么这么说呢？

因为这类目标的实现往往需要足够长的周期才能稳定掌握。这就要求我们必须要调整整个生活内容的拼盘，不仅要调整，还要能够坚定地维持住。

原本这个目标不在的时候，我们可能把时间分给了工作、社交、娱乐，现在有了这个目标，我们就必须要为它割让出一部分时间与精力。这里的精力还包含着"体能、情绪、意志、思维"，可以说你的整个人从内而外要为之准备好状态。生活中就有这样的例子，比如当一个人想要学习并掌握一门语言，但他每天都在工作上精疲力竭，偶然有点时间，就想着到健身房锻炼，整个人被其他的任务占尽精力。当他终于捧起书时，已然不再有一点点心理空间去容纳学习过程中的挫折与焦虑，那么想要学会一门语言的目标在这种状态下就注定无法实现。

如果将我们的身体视作一个精密的仪器，那我们的心理世界同样也是一个精细而复杂的系统。如果我们无法梳理自己的各种欲望，任由它们在我们的内在横冲直撞，或是当欲望被外部的诱导因素任意激发而我们对此缺乏觉察，我们就会被各种欲望的碎片所裹挟，也因此无法将它整合成具有创造性和建设性的力量。

除了梳理与整合欲望的困难，有些人还会有维持方面的困难。比如在没有突发事件的情况下，一个人或许可以每天都规律地在某个时间段调整好自己的状态，以完成自己的健身和健康饮食的任务。然而突然有一天公司要求出差，或者家里遇到事，无法按照自己的计划去锻炼，只能吃外卖或被宴请，这个健身减脂的目标就会像被巨浪卷走了一般，原本刚刚成形的行为模式一溃千里，几个月也恢复不过来。

因此，如果一个人认同弗洛姆所说的，爱的艺术需要勤学苦练，并将其摆在首位，就意味着他必须做好准备，他不仅要为这件事本身腾出足够的时间和精力，有时还不得不做出选择，放弃一些与这个目标冲突的内容。他还要为这个目标腾出足够用来消化和反思的内在空间，做好当目标受到冲击和动荡时的应急方案。他要能够静下心来和这个目标认真地待在一起，允许自己花时间回顾自己的体验、细微的感受，当他能够围绕它做得越多，和它结合得越紧密，他能够掌握和理解它的程度自然也就越深。

爱是一门艺术的答案，是弗洛姆对当代人们情感困境提出的最具有建设性的回答。他将人们对情感的苦恼从摸不着边界的、感性迷茫的旋涡里拽出来，也避免人们落入用物质和交易取代真正的亲密关系的窠臼。同时，也正因为艺术的训练有其规律，努力习得便能有所积累和掌握，"爱是一门艺术"的回答，也让人们对重建爱的能力重新充满了希望。

### 爱的艺术

　　爱是一门艺术，需要知识和努力，而并非是一个关于如何被爱、如何寻找正确的爱的对象的问题。一个人若想拥有爱的能力，就必须像掌握一门艺术能力一样，精通爱的理论，熟悉爱的实践，并将爱的艺术提升放置在最重要的位置。

## 退行

　　我们在面对特定问题、特定关系时，不符合当下生理年龄而采取幼年时期形成的某种行为方式来处理情况，这种幼稚、原始的心理状态及相应的行为，在心理学中被称为退行。

## 如何理解爱是什么

弗洛姆认为，爱是对人类生存问题的回答。也就是说，如果我们不能搞清楚爱到底是什么，如何去爱，最终的深远影响或将直接决定人类还是否能够存续。这个说法是否危言耸听？我想并不。从小处看，这会影响个体是否有能力建立合作互爱的关系，建立家庭及社会组织，实现发展与繁衍；往大处看，这关乎到那些正在增长的、足以将地球摧毁几十次的核弹数量，以及决定着这些核弹是否发射的人类群体之间的关系友善与否。

要想探讨爱的理论，就必须先了解爱诞生的基础，这也是弗洛姆所强调的——"了解人的理论和人类的生存理论"。在弗洛姆总结的爱的理论中，他首先明确了人类和动物的爱是不同的。人类既关联着自然，同时又已经超出自然，这使得人类的种群从一种凭借本能获得确定的状态进入了极大的不确定中。开化必然是孤独的，同时，生命的起始与终结也完全不在人类自己的掌握之中，个体的人类其实是被巨大的焦虑和孤独包裹着的，因此，弗洛姆指出，如果人不能从这种感到孤独与隔绝的生存状态中解放自己，以某种形式与他人，或与外部世界进行沟通，那么人就可能会被这种巨大的孤独感逼成疯子。

我想弗洛姆提到的孤独感我们每个人都曾体验过。举一个最简单的例子，无论我们身边有多少人在爱着我们，爱我们有多深，当我们生病，要进入手术室，躺在手术台上的只能是我们自己。有许多生理的、心理的体验与经历是完全属于我们个人的，无论我们如何分享，仍有一部分他人无法触及，只能由我们自己一力承担。而当我们意识到这种孤独的存在，我们就可能会遭遇由此触发的焦虑与无助。

弗洛姆对此有精妙的描写——"孤独意味着无助，意味着无力主动地把握这个世界——事物和人，意味着这个世界无需我发挥能力并可以侵犯我。所以，孤独是强烈焦虑的来源。"①

这样的感觉在当今的生活中并不鲜见，有人曾经开玩笑说，人类其实很弱小，既没有尖利的爪牙，也没有强劲的肌肉，如果没有工具，单枪匹马的人甚至可能打不过一条狗。2020年开始的新冠疫情，更让人们感受到了无力与无助，当无法得到邻居、社区和政府的救助时，个体若想单凭自身解决物资的问题与生命安全的保障，几乎必然会遭遇巨大的风险。

无独有偶，20世纪最伟大的哲学家与思想家马丁·海德格尔

①　艾里希·弗洛姆.爱的艺术[M].刘福堂，译.上海：上海译文出版社，2019:12.

（Martin Heidegger）①也曾表达过相似的观点。他提出了人类的"被抛状态"——我们是被抛入这个世界的，没有选择在何地、何时、以何种方式，我们是被抛入了现实之中。没有人问我们，你是否希望得到如今的父母、家庭、民族、国籍，抑或诞生于这个地球上的某个地方，你是否希望拥有这个DNA和躯体。我们每个人都必须负责和发展我们内在的"被抛状态"的潜力。

由此我们可以理解，弗洛姆所说的这种面对社会、自然和整个世界的无力感，是一种对个体来说多么难以承受的感觉。而当人类开始开化，从自然中超脱，并获得了人类的身份，不再只是屈居于本能的生物时，羞耻感就诞生了。为何会羞耻？因为我们发现了自己与他人不同，我们和他人是各自独立的个体，而不再是从前那种"大家都一样"的融合。我们和其他个体"分离"开了。《圣经》中讲过亚当和夏娃偷吃智慧果后有了羞耻心，弗洛姆则希望我们能够通过这个故事看见关于爱的隐喻：没有被爱重新结合的分离意识是羞耻感的来源，同时，它也是有罪感和焦虑的来源。

这意味着单独的个体如果无法和他人建立深刻的联结时，人就会遭受羞耻感和焦虑的袭击。从某种程度来说，这也是我们当今世界所面临的困境。例如，日本盛行的御宅文化，大量的年轻人和部分中年人或由于学业受挫，或由于求职困难等，进而进入

---

①　马丁·海德格尔（1889—1976），德国哲学家，20世纪存在主义哲学的创始人和主要代表之一。

一种"羞耻——回避——愈发羞耻——持续回避"的恶性循环，从而脱离主流社会，进入一种完全自我封闭的状态，当中有不少人在常年封闭后进入了更糟糕的状态——失去了活下去的欲望。

而在我们如今的环境里，许多年轻人在建立亲密关系上因为缺乏足够的认识与实践，经历挫折后，也因个体自恋的受挫而退缩进入封闭的状态里。很多人更愿意在网络上恋爱，关注自己喜欢的屏幕情侣，却拒绝在真实世界里与他人尝试建立关系。

这不得不说是一种悲伤。美国心理学家卡尔·罗杰斯（Carl Rogers）①曾经说过："要相信一个人想要被主流社会价值认可的天然倾向。"这种倾向，也就是弗洛姆所指出的人所具有的最深切的需要：克服分离。认可即一种联结与和谐，一种自我存在得到印证和安放的象征。如果人无法实现这一点，就可能被孤独完全封锁，进而失去与现实世界的联系。

弗洛姆认为这是所有时代和文化中的人都面临的问题：如何克服分离，如何达到和谐，如何超出个人生活并发现一致。

然而面对这个所有人类的共同问题，我们的回答是否也都是整齐划一的呢？

显然并不是。弗洛姆对此提出了"迷狂状态"这个概念。所谓迷狂状态，就是指人类自发产生的精神恍惚、飘飘然的状态。

---

①　卡尔·罗杰斯（1902—1987），美国心理学家，哲学博士、教授、人本主义心理学的主要代表人物之一，美国应用心理学的创始人之一。

在这种状态下，幻想与现实的边界被消融，人仿佛得到了极乐。也许你会问，为什么人会需要这样的状态？因为迈向自由是伴随着焦虑与痛苦的。当人类从自然的怀抱脱离出来，原始的纽带（人用来获取安全感的途径）开始变得越来越薄弱时，人类就更加需要摆脱分离的新途径。

因为分离并不一定都是快乐的。人类的发展可以象征性地看作是一个个体从婴儿期逐渐走向成熟期的过程。婴儿是不会感到孤独的，当母亲整天陪在身边，母亲的抚触、身体的味道和温度都能消融这些孤独感，如同早期的人类伴随动物在丛林原野中生活，他们没有"自己与其他动物不同"的意识，自然也不需要面对分离的焦虑。

但是当他开始开化，孤独和焦虑就会伴随分离铺天盖地地出现。他不再能像过去那样依赖和使用旧有的方式获得发展，他必须要去努力建立新的关联，为这个和过去已经非常不同的自己，重新搭建与世界沟通的途径。而迷狂状态就是最容易获得的一种状态。

原始部落的宗教仪式，迷幻蘑菇、迷幻药的使用，包括集体的性交仪式，这些都属于获得迷狂状态的途径，其目的都是抵消由于发展和进化而带来的分离的痛苦。

然而原始人是幸运的，因为那时还没有道德观的发展，以上的迷狂状态并不会导致人的二次焦虑与罪恶感。随着技术进步，迷狂途径虽然变得越来越容易得到——酒精、药物、性……一切可以让人摆脱痛苦的清醒状态的介质都可以促使迷狂状态的发生，但糟糕的是，这种状态一旦过去，人会感到愈发孤独，因为迷狂状态并不能让人原本体验到的孤独被真正终结，同时现代文明发展起来的道德观念对此类行为并不欢迎，当我们陷入其中，难免会感到二次挫败与羞耻。

这也是现代精神病理学当中对成瘾行为发生的解释缘由之一。"成瘾"的英文单词addiction，来自于拉丁语的addictus，它的拉丁语含义是"成为奴隶的战俘"。因此，一个成瘾的人，也就意味着被自己的成瘾物所奴役。而在精神动力学和精神医学研究的视角下，成瘾的主体之所以会成瘾，是因为他们无法忍受、消化、处理现实和内在的冲突，以及由此引发的情绪和情感。也就是说，成瘾的主体依赖于使用成瘾物来避免精神上的痛苦，与自己内在的情感保持距离。在这些情感中，孤独感、羞耻感是非常重要的构成。然而，我们如何确定，是分离感导致了这一切呢？

一个著名的成瘾实验——"老鼠乐园"可以向我们证明这一点。

心理学家布鲁斯·亚历山大（Bruce Alexander）曾做过一个非常著名的老鼠乐园实验。两组老鼠分别被放置在两个笼子里，一个笼子里布满玩具，同时有玩伴和性伴，另一个笼子拥挤、没有任何玩具并与外界隔离，两个笼子里同时都被放了略微发霉的自来水，以及掺了糖的吗啡水。实验结果发现，拥挤且与外界隔绝的笼子里的老鼠，喝吗啡水的频率是乐园老鼠的16倍；而乐园里的老鼠，无论实验人员往水里添加多少糖，几乎都会拒绝去喝吗啡水。经过多种条件变量，反复实验，三位心理学家最终确认，社会支持系统和关系匮乏、陷入孤独，是导致老鼠染上毒瘾的原因。而在人类社会里，引发成瘾并难以戒断的原因，同样和"陷入孤独、关系的破裂"有着直接而强烈的关系。

正是因为渴望跨越人与人之间的鸿沟，消除分离感，人们产生了迷狂结合。在弗洛姆看来，迷狂结合有三个特点：

1.它们是强烈的，甚至使人不惜使用暴力。这一点在沉浸于酒瘾、药物和毒品的人身上并不罕见，为了获取带来迷狂体验的介质，人会变得极其冲动，甚至不惜违法犯罪。

2.它们产生于包括身心在内的全部人格。这一点也不难理解，迷狂体验这种刺激不仅会改变人们的精神状态，也会改变人们体内的化学反应，在脑部和其他器官上留下痕迹，最终它也会影响到人格，如同酒精会使一个儒雅之人变得暴怒，沉迷于迷狂体验的人最终也可能会发生从身心到人格的变化。

3.它们是暂时的和周期性的。诉诸迷狂体验解决内心的痛苦，回避分离并不能真的解决问题。一次狂欢带来的麻醉只能获得短暂平静，当内在的焦虑痛苦累积超过阈值之后，下一次对迷狂体验的渴望又会重新燃烧。

所以，迷狂状态作为一种"麻醉剂"，并不能真正使我们摆脱对分离的恐惧和面对孤独的痛苦。那么除了迷狂状态之外，还有其他解决分离之苦的方式吗？有，第二种，叫作雷同一致。

弗洛姆不仅是精神分析学家，更是社会学家，所以他总是会将个体和群体的反应放在社会体制的背景下观察。他指出，政治体制对个体的影响也是毋庸置疑的。人们到底有多怕分离？虽然独裁国家用威胁和恐怖活动达到民众的一致，民主制国家用倡导和宣传，但无论如何，这种一致都将帮助民众消除那种"个体难以承受的分离与孤独"。在这些不同的政体中，人们可能会因恐惧与众不同而自发达到高度一致，甚至不需被强迫。因为脱离民众，意味着自我认同的瓦解，意味着身份地基的消亡。脱离了大众，我是谁？我应当如何定义自己？我如何找出我的位置，获取我的空间？这些问题都将像隐形的牧羊鞭，驱使人们回归群体。因此，人们往往以为自己是特殊的、特立独行的，但这些可能是幻想。

为了表达特立独行，人们可能会在微小的事情上做努力，比如绣有自己名字的衬衫，刻有名字缩写的名片夹，追逐小众乐队或是世界级的球队。人们会通过这些东西来试图表达个人的差别。

但比起我们可能无法意识到的对一致的渴求，这种彰显"不同"的方式在弗洛姆看来，并没有什么本质的不同。

为什么弗洛姆会有这样的判断？因为从整个大的社会面来看，"平等"所代表的含义已经被当代资本主义社会所篡改。

在西方启蒙运动的哲学中，康德（Immanuel Kant，1724—1804）曾非常清晰和系统地阐述过，任何人都不是实现他人目的的工具，大家都是平等的，因为人人都是目的而且仅仅是目的，绝不意味着互为手段。

这段话是不是充满激动人心的自由？每个人都是自己的目的。如果是在一个充分开放且自由的社会环境里，这意味着每个人都可以自由地去选择自己的角色并自由地组合，有人想当农场主，有人想当农夫，有人喜欢做厨师，有人想要成为美食家，他们可以依据各自的目的在一起自由地结合，并通过结合而相互满足，这里面并没有对与错。

然而当这个理解经过了解读和重新定义，它可能就会被篡改为更狭窄的、带有明确倾向性的、服务于统治阶层意志的工具。比如，弗洛姆举例：消灭剥削、废除私有制，不管这样做是残酷的还是"人道的"。

我们但凡关注过历史就知道，无论是贪婪逐利的商人还是极具建设和创造力的企业家，都曾被不同的政体在不同的历史时期冠以"剥削"之名，并夺走一切，这样僵硬的教条主义的一刀切，对社会经济发展曾经造成过破坏性极大的影响。

　　当代资本主义定义的"平等"，指的便是"雷同"。雷同的定义，是指随声附和，与他人一样；也指一些事物不该相同而相同。媒体机构通过各种方式宣传鼓吹这种一致，人们在这种抽象化的雷同观念里，做一样的工作，读同种读物，持有相同的观点和情感，甚至男女天然的差异也被抹平，性别的两极也被消除了。人们成了"标准化"的产物。

　　英国作家威廉·萨默塞特·毛姆（William Somerset Maugham，1874—1965）的著名小说《刀锋》（*The Razor's Edge*，1944）里，男主人公拉里深爱着自己的初恋伊莎贝尔，然而战后拉里归来，希望寻找到自己人生的意义，伊莎贝尔根据当时社会对中产阶级生活描绘的标准，认为寻找人生意义而不是投身于工作赚大钱的拉里，不再是能让自己过上"所有人梦寐以求的生活"的对象，因此离开了拉里，嫁给了非常符合当时的社会价值观的有钱人格雷。这种选择显然投下了一些阴影：在这种选择里，人不是最重要的，所谓的爱也并不指向一个人的存在，他完整的价值，而是指向他是否符合社会的标准与期待。

　　这种对"雷同"的追求带来了一种压抑，并因此忽略了个体内在独特的部分。在此基础上的亲密关系不是一种人与人的深层结合与相遇，而是一种照惯例行事，如同我们的旧有文化所追求的表面上的"门当户对"。个体的独特需求变得不值一提，但它又无法被彻底消灭，于是它逐渐郁结为个体内在的冲突，当这种冲突无法被压抑时，多数情况下，它就可能会爆发成为人生的悲剧。就好像《刀锋》里的伊莎贝尔，当她意识到拉里的独特，自己仍爱着拉里但不可能放弃自己现在的生活时，她转而把苦闷和愤恨化作卑鄙的手段，害死了即将与拉里成婚的不幸女孩——苏菲。

这种由于社会试图制造雷同带来的压抑，也许也是当代中年危机的主要由来之一。荣格在对中年危机的研究中发现，之所以人会有中年危机，是因为前半生把主要的心理能量用于适应外部世界，片面追求世俗目标，例如金钱、地位、成就、名誉等，导致精神上的空虚。而进入中年后，一直被压抑的内心需要、新的生活意义和精神价值开始冲击人的思想，就可能导致心理危机。

"标准化"的社会生活正是制造大规模压抑的原因，一方面它提供了人们逃避分离与孤独的通道，但同时，它也让人们回避了自己的内心与精神上的独特需要。在这种基础上产生的结合，弗洛姆认为"不足以弥补分离之忧"，也正因为如此，人们会用其他的失控而危险的方式继续去对抗内在的痛苦。

这种一致和雷同，如同一张网，把人们的方方面面都框在了网格之中。弗洛姆发出一个让人悲伤的提问："陷入此种循规蹈矩之网的人应该怎样才能不忘记他是一个人，一个独特的个体，一个只被赋予一次生命机遇，带着希冀和失望、悲哀和恐惧、爱的渴求、对空虚和分离的畏惧的人呢？"①

　　这个提问让我不由得想到被困在无穷尽的格子间里，挣扎在生存线上的"社畜"群体。也让我想到保罗·柯艾略（Paulo Coelho，1947— ）的《牧羊少年的奇幻之旅》（*The Alchemist*，1988），若不是听从了内心的悸动和引领，确信了自己的独特，敢于脱离祖辈承袭的牧羊人身份，牧羊少年将无法遇见自己的宝藏，沙漠中的爱人，或许他将在荒原上与羊群相伴一生，他这一生所独有的意义也将消散在黄沙中。

　　迷狂结合与雷同一致，是人们用以解决分离和孤独之苦的两种方式，但显然它们并不能指向爱和幸福。弗洛姆并未令我们绝望，他指出了达到结合的第三种方式——创造性活动。

　　弗洛姆指出，一切形式的创造性工作都是人将自己与世界结合起来，然而，仅是这样是不够的，因为这并不是人际的协调。最好的结合形式，在于达到人际的协调，在于与另一个人融为一体，在于爱。

　　吉杜·克里希那穆提（Jiddu Krishnamurti）②对一个人是否是在爱的基础上达成和世界的结合举过这样一个例子：假如有一个制作乐器的手工艺人，在他制作乐器时能够创造性地将自己融入

---

　　①　艾里希·弗洛姆.爱的艺术[M].刘福堂，译.上海：上海译文出版社，2019:20.
　　②　吉杜·克里希那穆提（1895—1986），印度哲学家，是近代第一位用通俗的语言，向西方全面深入阐述东方哲学智慧的印度哲学家。

工作中，那在那一刻他是完整的；然而当他回家面对自己的妻儿，却对他们冷漠或暴力，此刻他则是破碎的。因为他的世界是分裂及相互冲突的。

所以，弗洛伊德说到人生的两大重要任务——去爱，去工作，要想实现具备完整感的爱的圆满，两者缺一不可。我们必须创造性地投入两者之中，并以一种一致的态度让两者整合成为生命的基石。

然而随之出现一个重要问题：是不是我们所说的所有可以达到结合的方式都能算是爱？

弗洛姆指出，我们需要知道，我们说的爱是哪种，是与生存同等重要的成熟的爱，还是共生性的不成熟的爱？

弗洛姆强调，他所说的爱是指前者，但是后者的探讨同样重要。

那什么是共生性的不成熟的爱呢？

## 不成熟的爱与成熟的爱

　　共生性的结合，其原型来自母亲与胎儿。胎儿不是独立的个体，它需要通过脐带从母亲那里获得所有的养分，也需要母亲的子宫与羊水带来全方位的保护。当胎儿出生，它仍需要以共生的方式来实现生存，母亲必须完全以新生儿的需要为中心，及时地解决其生理需求方面的所有问题。假如母亲的反应错误或不及时，婴儿遭遇伤害，而母亲也将承受由此而来的打击。如果母亲照料得当，胎儿的成长，新生儿的健康也将让母亲得到欣慰与滋养。

　　因此，精神分析学家唐纳德·温尼科特（Donald Winnicott）①会说："从来没有婴儿这件事。"只要你看见一个婴儿，就必然会看见他旁边的照料者，这通常是母亲，因为没有照料者，婴儿必然会死去。这样共生的关系提供的不仅是生理上的支撑，同样也富含心理上的含义。虽然婴儿与母亲是独立的两个个体，但在

---

　　① 唐纳德·温尼科特（1896—1971），英国客体关系学派的精神分析大师，开创了中间学派，并因在母婴养育方面的贡献，被誉为"改变了英国一代人"。

心理层面上，他们有着关乎生死的彼此依赖。

而在亲密关系中，不成熟的爱也会使两个人以母亲和婴儿般的关系紧紧相互依赖着。说到这里可能你会奇怪，这种依赖往往是一个较弱的人依赖着较强的人，为何弗洛姆会说他们是相互依赖呢？

因为事实上，共生关系的双方，只有在相互依赖的情况下才能维持这种共生状态。若有任何一方放弃依赖这个共生状态，这段关系就会荡然无存。因此，只要共生状态依然在，看似强的一方也仍然有着只有从较弱一方那里才能得到的至关重要的东西。

那么共生双方究竟要从彼此那里得到什么呢？要弄明白这一点，我们需要了解弗洛姆提出的"共生性结合的被动形式与主动形式"。共生双方往往是由一个服从者和一个支配者搭对形成。服从、屈从即是共生性结合的被动形态，而支配则是主动形态。在临床术语里，它们还各有一个称呼，屈从是"受虐狂"，而对应的支配则是"施虐狂"。

对于受虐狂来说，他甘愿放弃自己的一部分自我功能，使自己成为支配者的一部分，无论支配者是人还是神。所以，受虐狂可能不只让自己在亲密关系里、职场关系里受虐，也可能让自己在宗教关系里受虐。他们将自己依附于支配者，通过成为他的一部分来获得些许的力量和稳定感。

这让我想起一个职场案例，这个案例中的当事人被人反馈，她好像一个没有思考能力的人，总是唯老板马首是瞻，作为领导，当老板做出一些错误决策时，她也几乎从无异议，甚至为了拍马屁而对错误决策推波助澜，这让其他的同级同事都很不愿意与她合作。不仅如此，每当她说话时，都仿佛披着老板的人皮面具，她总是站在老板的位置和角度思考，似乎忘记了自己的实际身份和职责，仿佛自己高高在上，看得比任何人都清楚。然而，在面对困难任务的时候，她却总是希望有人能够顶在她的前面，替她拍板拿主意，或者完成任务里最困难的部分，而她则可以尽量少承担甚至不承担责任。

弗洛姆对此有着精辟的分析：受虐狂不必做决定，不必冒险，他永不感到孤单——但他依附于人，没有任何尊严，不是一个完全的人。他使自己成了某人某物的工具。

而案例里的当事人便有着同样的境遇。因为一直以来回避做决定，回避困难和挑战，她总是很难完整地创造一个属于自己的成果和荣耀，这让她总是感到自己不如人，也总是容易嫉妒和怨恨。显然，这是自恋无法得到完整满足的结果。

婚姻关系中也常见此类情景。结了婚的妻子或丈夫放弃自己的事业与头脑，唯伴侣的需求是瞻，甘做金丝雀，或是笼中猫，或是因为依附于他人，而废弃了自己的内外发展。比如，中国近代名人陆小曼（1903—1965），生于名门，才情横溢，漂亮且仪态万方，被郁达夫（1896—1945）称为"曾震动20世纪20年代中国文艺界的普罗米修斯"。然而与徐志摩（1897—1931）婚后，徐志摩为维持其生活奢靡不得不四处奔波教书，在飞机失事中遇难，陆小曼在其后与翁瑞午（1899—1961）同居，经济拮据，却一直未曾出门工作，直到53岁才进入文史馆工作，62岁病故于医院。虽然其间陆小曼整理发表了徐志摩的文集，并有了自己的画展及出版物，但其一生的才华因为依赖他人而导致这样的过程和结果，失去了本应灼灼的光辉，仍令人惋惜。

共生性结合的主动形式是支配，即施虐狂。通过强制使另一个人变成自己的重要部分来摆脱孤独和禁锢感，并通过控制崇拜他的另一个人为自己壮威，抬高身价。最常见的莫过于施虐狂的老板匹配一群唯命是从的下属，传销头子匹配一群抬轿子的下线，以及自恋狂的丈夫或妻子匹配一个逆来顺受的另一半，甚至搭上饱受摧残的孩子。这种支配往往还伴随着侮辱、打压，精神甚至肉体的虐待。

事实上，施虐狂与受虐狂不仅利用彼此的需要相互控制，来获得掌控感和能够在心理层面上安全存活下去的愿望。他们往往还会相互转化身份。一个受虐狂同时也可能是一个施虐狂，弗洛姆举了希特勒的例子：童年时希特勒遭受了来自父亲的残酷虐待，连唯一的爱好——画画也被剥夺，此时的他处于受虐者的位置。然而，这个曾经的受虐者后来成了纳粹首领，发动了世界大战和惨绝人寰的犹太人大屠杀，此时的他转变成了一个施虐者。但如果我们再进一步，去读读他在自传《我的奋斗》里的表达：他将1914—1918年战争的失败称作是"永恒报应的应得惩罚"，称种族混杂的国家"冒犯了永恒的天意"，日耳曼人的使命是由"宇宙的创造者"安排的。同时他认为自然是绝不可征服的，是不得不臣服的伟大权力。我们从这些表述中不难看到，虽然他以施虐者的方式统治着整个德国，但他却以受虐者的姿态面对命运，他渴望臣服于一种无比强大的外在权力，并得到这种权力的恩宠与垂青。

施受虐的转化往往是一体两面的。在精神分析的视角中，一个人如果早期是处在持续受虐的位置，在他有能力与他人建立关系后，他很可能会用早期自己被虐待的方式对待他人，因为在他的关系模式中，他被渗透最多也学习到最多的，就是用施虐的方式处理问题，这也是早年他的重要他人不断示范给他看，使他体验到的方式。简而言之，对于他来说，他打不出一张不一样的牌，因为他见过和拥有的只有施受虐的牌。

在我举出的受虐者的职场案例中，当事人在面对比自己弱小的人时，盛气凌人，欺辱打压，仿佛要把所有在施虐者那里得到的不满加倍倾泄给他人。施受虐的恶性循环就这样一波波在周围扩散。后果则是整个工作的环境都变成了让人如履薄冰、举步维艰的泥潭。

但成熟的爱是截然相反的，它不需要牺牲任何人的尊严，不需要任何人以切割自己为代价。成熟的爱是人的一种主动的能力，是在保持自己的尊严和个性条件下的结合。它让人们突破分离屏障，将人们以不带牺牲、保有尊严和价值的方式联合起来，从而克服孤独和分离感。

**我爱你，你仍然能是你，而我也仍可以是我自己。**

也许这令人困惑，两个人成为一体，但仍然保留着个人尊严和个性，这如何能做到？

事实上，在精神分析中，我们将这样的状态称为充分地实现分离个体化，简称"分化"。曾奇峰先生对此有一句精辟的总结："万病源于未分化。"而充分分化的个体，健康分化的个体，能够灵活地拥抱融合，并不惧怕一方会侵吞另一方，因为彼此的边界仍然是以充满弹性的方式存在着，并不会彻底崩解。

反之，分化不够成熟的个体，要么会恐惧亲密，因为亲密将带来吞噬感，要么会因为惧怕被抛弃而进入共生性结合的状态。

成熟的分化，必然建立在对自己充分了解的基础之上，这样的人，也将有能力教会和他建立关系的人如何与他相处，他并不会在关系中以放弃尊严和自我功能为代价去进行依附，因为对于如何使用自己的能力获得满足，他有充足的信心。同时，他也将充分开放地去了解如何与对方相处，他会尊重并小心地维护对方的边界，不贸然进犯，因为他深知对方是一个独立的个体。而对于对方投来的依赖性的需要，他也会有一定的判断能力，判断自己的帮助是会伤害到对方的独立性，还是能够促进对方的自尊自信。

　　这样的两个个体的相爱，必然会使得彼此都能有充分的自由与轻松，因为他们既不需要支配彼此，也不依赖于对方获得满足，他们在融为一体的体验里，不会带着复杂的目的，没有让对方对自己负责的期待和侵吞对方意志的冲动，而是可以轻松安全地享受在关系里的退行，没有后顾之忧地交出自己柔软的部分。

　　简而言之，这样的关系是在自己的边界里"出得去，回得来"。而共生性的关系则是一旦建立，就"出得去，却再也回不来"。

　　关于这一点，弗洛姆引用了犹太哲学家斯宾诺莎（Baruch de Spinoza，1632—1677）的结论："爱是一种行为，一个人能力的实践，这种行为只能在自由中实现，而决不能作为强迫的结果。"

　　让我尝试用更通俗的语言来解读这句话。以男女婚恋为例，假设一个女人，陷入经济的困境，又因为自身能力的发展不佳难以摆脱困境，她在选择对象时最可能如何选择？显然，对方的经济状况成为她的首要条件。此时，她的选择是不自由的，因为她被自身的困难和压力驱动，她会很容易错过建立幸福婚姻真正重要的条件。我们在生活中常常会听到类似的故事，为了获得经济保障，女性如何投入了工具化的角色和对方建立了一种功利化的关系，最终饱受情感上的折磨。同样，当一个男人被虚荣和自恋驱动，希望在摆脱了出身制约，出人头地后，通过娶美丽的女人来壮声色，也会很容易落入俗套的陷阱或是鸡飞狗跳的家庭关系。

不能努力发展自己，就会以瘸子寻求拐杖的姿态，去寻找可以依附和使用的人，而这违背了真正的爱所需要的基本条件——自由。

瘸子的瘸是不自由，把对方当成拐杖，对方也不再自由。

那有没有一个关键词，可以概括出爱的核心特点呢？有，弗洛姆用了这句话，来表述爱的积极性："爱主要是给予，而不是接受。"

## 分化

分化是指个体的理智和情感在心理上的分离以及将自我独立于他人之外的能力。

成熟的分化建立在对自己充分了解的基础之上，这类人有足够的信心与能力与他人进行和谐的相处，能够灵活地拥抱融合，与对方建立起拥有弹性边界的自由、轻松的关系。

相反，分化不够成熟的个体在面对亲密关系时则会处于两种极端的状态，或恐惧亲密带来的吞噬感，或因为惧怕被抛弃而进入共生性结合的施虐-受虐状态。而这便是不成熟的爱，只有在相互依赖的情况下才能得以维持。

## 给予的含义与爱的四重特质

在给予的部分，弗洛姆有三个重要的观点：

1.给予不是牺牲；

2.没有接受的"给予"是欺骗；

3.最重要的奉献领域不是物质财富的领域，而是特殊的人的领域。

如何来理解这三个观点？

如果我们将给予视作牺牲，那么必然就会埋下委屈和算计的种子。亲子关系里我们常见到有父母充满委屈地对孩子说，我们为你付出牺牲了这么多……这样的说法往往让天然的养育行为变成了孩子一生无法偿付的债务，仿佛孩子的得到成了一种原罪。事实上我们绝大多数人都知道，这样的亲子关系下成长的小孩往往充满内疚感，他们很难舒展，也很难真的告别父母去外面的世界自由展翅高飞，因为他们的心底埋藏着还不清的债务，必须把让父母满意视作头等任务。

亲密关系中，若夫妻间也将相互的付出视作牺牲、放弃，这也会制造巨大的冲突。因为始终站在"付出和牺牲者"位置上的人同时也占领了道德高地，他将"清白、高尚"的位置给了自己，伴侣势必就只能待在"获益、亏欠"的位置上承受着接受的压力，然而没有人愿意永远待在这样的位置上，这意味着在道德感上、自尊上、自我价值上都是低于对方的，当这种对健康自恋造成的威胁持续累积到超出关系能够承载的范围时，就会演变为剧烈的冲突。

所以当我们说付出时，我们必须要检视，我们的给予是不是和放弃、牺牲、剥夺挂钩。如果有这样的感受，则意味着弗洛姆所说的，人格的发展还未超过接受、索取这一阶段，也可以说是尚未进入"成人"的阶段，仿佛自身仍是个需要被喂养的"孩子"。正因为受困于这个阶段，才会把给予视作痛苦，把忍受这种痛苦视为修行，实际上，这些都是在错误的理解上形成的冲突。

弗洛姆认为，给予是完全不同的意思，是潜力的最高表现。

这意味着他把自身有活力的东西给予他人，无论是快乐、幽默、兴趣、理解、知识、伤感，奉献出生命热忱的过程，使他充实了另一个人，他通过增强自己的活力感而提高了他人的活力感。如同一棵果树，努力扎根汲取养分，不仅使得自己满树硕果，还用这果实滋养了经过的行人，驻足的动物，并落地成了新的树苗。

弗洛姆还指出，在真正的给予中，给予者不得不带回在另一个人身上复活的某些东西，这些东西反过来影响他，因此，给予隐含着使另一个人也成为献出者，他们共享已经复活的精神的乐趣。

典型的例子莫过于助学。当救助者看着自己资助的山区儿童最终走出大山，告别贫困和愚昧时，假如他的人格健全，他必然会因为另一个生命的改变和绽放而欣喜和宽慰。即便不是救难，仅仅是一个普通职业，老师看到自己用心教出的学生学有所成，制药厂的工人知道自己认真生产的药如何帮助了患者，出租车司机看到自己安慰的话语和递出的纸巾让情绪崩溃的夜归人从沮丧中恢复，想必都会感受到从对方内心被复活的那些让彼此滋养的东西。

因此，共享中产生了某些事物，这是两人共同的创造物，而两个当事者都因这是他俩创造的而感到欣慰。

显然，要能够拥有这样的"给予"的能力，一个人的个性的发展水平就变得至关重要。弗洛姆指出，爱以达到"突出的创造性倾向"作为先决条件，在这种倾向中，人能克服依赖性和自认为无所不能的自恋妄想症，摒弃了剥削他人和守财奴式的欲望，从而产生了对自身能力的自信心，以及依靠自身能力达成目标的勇气。如果谁缺乏这些品质，谁就会害怕奉献自己——因而也害怕爱。

如何理解这段话呢？我想讲一个发生在我自己身上的故事。

2022年8月，我家的屋顶防水出现了问题，于是我找了防水公司的工人上门维修。那时正是上海天气最为炎热的一段时期，四五个工人每天早上7点前就到家里开始干活，中午11点多吃午饭休息，下午3点左右再接着开工，干到晚上。

这个活非常辛苦，工人要来回爬上爬下，还要扛很多工具、大量的卷材，有个年轻小伙只有二十来岁。干活途中我无意间问起他们中午会在哪里休息，他们告诉我，就在我们楼下的树荫或是过道里。

我当时非常震惊，因为户外的温度之高难以想象，那些地方并不会凉快多少，如果这样休息恐有中暑的风险，我的脑袋里一瞬间浮出要留他们在家休息的念头，但我马上驱散了这些念头，因为我是一个人在家，而他们都是五大三粗的汉子，我感到本能的害怕。同时我告诉自己，我已经为他们的劳动付了应有的酬劳，在外休息是他们公司的规定，我并不需要对此负责。

午休时间到了，他们离开了我家。我却不由自主想起小时候在家，我父母叫人来家里干活的场景，夏天的时候我爸妈会热情地招呼工人们休息喝水，还会煮绿豆汤，切西瓜给干活的工人吃，并不在意自己是否已经付过了工钱。那是一种非常淳朴的、本能的人与人之间的关心，并没有像我这样冷静精确地以钱、商业权责去做衡量。在那种简单质朴的关系里，我的父母和很多类似的人，只是在力所能及的范围内去为身边的人提供关照。

接着我想到，如果他们当中的某人是我的兄弟、我的叔侄、我的亲戚，他们在外干活，我会希望他们被如何对待？高温中暑是非常可怕的事情，他们如果遭遇了这些，我是他们的家人，我将会有何感受？

两种不同的视角和情感在一起撞击，让我意识到了问题出在哪里。我本能的害怕并没有错，但是我在应对这个感受的时候产生了无意识的退缩和对自己创造性的抑制。我把自己放到了一个好像无力保护自己的小女孩的位置上，同时忽视了其他的一些线索——这些工人举止礼貌，工作态度认真，如果说我曾经听说过很多奇葩残忍的事件，那毕竟是少数，而且假如他们真的有一些让我感到不安或者不适的因素，我也应该完全能够以一个成熟的成年人的方式提出并交涉，也就是说，我完全有能力照顾自己，并不是一个只能靠其他人来保护的小女孩。

于是等到工人们回来，我向他们提出了建议，午饭后可以回到我家来休息，我在书房的地上和沙发上铺上了垫子，为他们找来靠枕，提前打开房间的空调，这样他们能有充分的休息，工作自然也会更加有劲。

同时，我买来了西瓜冰好，像当年我爸妈那样，在半下午的时候招呼他们休息吃瓜，为他们冰镇好矿泉水，工人们对我的安排表示了真诚的感谢，我也为自己能够给予他们力所能及的照顾感到开心，更重要的是，我意识到自己的人性的某个部分想要超越没有生命的条规，去实现对他人的活生生的关心。

在这个事件里，我的内在产生了两种不同的状态，从弗洛姆所说的"依赖"与"守财"，转向了"自信"与"勇气"，只有在后面的状态里，我才能自由地给予。虽然这是一件很小的事，但我相信它也是人与人诸多关系的一个缩影。

在给予的因素之外，弗洛姆还提到了爱的四个重要的基本要素：**关心、责任、尊重与了解**。这四个词如此平常，但如果我们能够看见它们在不同的现实场景中所代表的行为与分量，我们就会对爱意味着什么有更深刻的体验。

在《爱的艺术》一书的一开始，弗洛姆放上了文艺复兴初期的医学家、自然科学家和哲学家帕拉塞萨斯（Paracelsus，1493—1541）的一段话：

> 一无所知的人儿也就一无所爱，什么也不做的人儿也就什么都不懂。什么都不懂的人儿是没有价值的。懂得事理的人儿也懂得爱、观察和发现……对事物本质了解得越多，也就越懂爱……设想所有水果与草莓同时成熟的人儿，对葡萄一无所知。

这段精辟的话里几乎包含了这四个要素的全部。达·芬奇（Leonardo da Vinci，1452—1519）也曾有过类似的名言："**知与爱成正比。**"

我们都不知道我们自己在爱的对象是什么，有什么特质，有什么共性与独特之处，有哪些持续的变化，我们怎么敢说自己是爱着对方的呢？没有积极的关心，便没有爱。试想一个爱猫的人却让他的猫饥一顿饱一顿，毛发蓬乱，身处险境，这是否能称为爱？积极的关心必然意味着我们能够关心对方此刻的需要，以及在更长时间维度中的发展。

责任感则意味着能够并准备"反应"，这里特别指出的是对精神需求的关怀，以及对对方表达或未表达出口的需要的反应。能够并准备反应有多难？去看看商城里低头看手机2小时却懒得抬头看看孩子的父母，看看在家相对无言，一方打游戏另一方干家务，几乎少有情感交流的夫妻，以及在学校里遇见有问题的学生就马上训斥责罚而毫不问缘由的老师，我们或许就能知道，敏感而及时的反应是多么珍贵的一件事。

2022年的年度大戏《人世间》里有这样一幕场景：男主角秉昆因为过失伤人被判入狱，出狱后想买辆车开搬家公司，向朋友借钱却被拒。秉昆很消沉，但他又不愿意向哥哥姐姐借钱。他的妻子郑娟察觉到他内心的沮丧，于是在未告知秉昆的情况下去找秉昆的姐姐借钱，秉昆为此不解也不开心，郑娟却对他说："为什么能向朋友借钱却不能问家人？……你是不是对自己没信心？如果不是，那我们借了钱之后好好干，之后连本带息还给他们呗……"也许看到这里，大家会认为：这不是很正常的事吗？但是事实上在秉昆入狱的八年间，郑娟带着孩子一个人想方设法讨生活，从来没有开口向秉昆的哥哥姐姐借过一分钱，求过一次帮助，她认为自己需要为生活负起责任而她能够做到。但是对于秉昆遇见的困难，她深知没有帮助单凭努力是过不去的，她更是对秉昆内心的渴望和痛苦深深理解，她知道这个事情能否进行关乎着秉昆对他自己的信心，对未来的信心，是秉昆能否走出入狱阴影的关键，因此在这个关头，她选择了主动走出去求助，帮助秉昆实现他的渴望。而这就是对自己所爱对象未表达出口的需求的洞察和反应。

爱的第三个特质是尊重。没有尊重，责任就可能蜕变为支配和占有。比如，我认为你需要尽快结婚生孩子，给自己的养老做保障；我觉得你干这个工作以后很难有出息，必须改变你的人生方向；我认为你和这些人做朋友浪费时间，你得去和那些人交往……过度干预往往意味着尊重不足，而这满足的是侵入者的需要，侵入者也许希望通过控制和干预对方来补偿自己未曾实现的愿望，但这并非被干预人的需要，这种入侵本质也是对对方主权和自我意志的剥削。

爱的关系里，如果我们能剥除自己的依赖欲望，让对方成为自己，而不是自己的药，爱便能有空间发展。当然，缺乏了解，就无法尊重和关心，更枉谈责任。然而了解有很多层次，多数的了解容易卡在"看见表象便马上得出结论"这样的路径。下结论和判断是容易的，弄明白原因是困难的，因为很多表现，当事人也未必能清楚知道原因，若我们有足够的现实与心理空间，不妄下结论，而是尝试顺着让我们产生情绪的线索去挖掘，或许我们就能看到自己和对方更丰富的内在。

曾经有这样一个视频被很多人传看：一个国外曾经坚持留长头发的小男孩，所有人都笑他像个女生，除了他的妈妈，最后这个男孩终于剃了头，并且把留长的头发剪了做成假发，原来他之所以留长发是因为想要做假发送给一个因白血病而光头的女孩。表象是留长发的"伪娘"，真相却是一个孩子对另一个孩子诚挚纯粹的爱。没有耐心了解，如何发现？

这也是为何通过爱，我们能洞察关于自己的秘密，通过富有爱的关系，我们能洞察彼此的秘密，因为我们在关系中的反应，我们在对待自己和他人的态度中，折射出了我们内在是怎样的人。也许我们独自一人时，认为自己富有爱心并充满悲悯和善意，但只有在急匆匆上班的路上被流浪狗挡了道而气急败坏地踢了狗一脚的那个瞬间，我们才有机会看见自己被隐藏的暴躁和粗鲁。没有关系的镜子，没有彼此付出的过程，我们如何发现？

在爱的关系中，我们不断了解彼此，并经由彼此去了解整个人类的群体。

上述的四种特质彼此相互依存，弗洛姆认为，只在成熟的人身上才能找到这四者的交融形态。因为他们放弃了自恋的梦想，能够谦恭面对事实，并去创造性地发展自己的能力。

## 了解的两种途径：残暴与爱

　　每个人都想了解关乎人的秘密，因为在人的秘密之中，也包含着与我们自身有关的部分答案。因此，在生理层面上，我们的医学不断发展，人的身体成了不断被深入研究的对象。在心理层面上，我们的哲学与心理学不断发展，我们渴求通过这个途径，去深入到一个人之所以成为他的最核心的东西。

　　弗洛姆认为，这种了解秘密的愿望每个人都有，但是实现它的途径却可能迥然不同。第一种极端方法，便是成为残暴的支配者，通过折磨、压榨和施虐去得到有关这个人的全部秘密。弗洛姆形容，此种了解就像"小孩为了了解而把某物拆开，或者为了了解蝴蝶飞翔的秘密而残忍地撕掉它的翅膀"。

　　在共生性的关系里，施虐的一方将通过极端手段去获知受虐方的所有信息。比较极端的PUA①的关系里，我们可以看到被PUA

---

　　①　PUA，全称"Pick-up Artist"，原意是指"搭讪艺术家"。中文语境中PUA通常说的是"煤气灯效应"（gaslighting），指对人施加情感虐待和操控。

的人几乎没有任何隐私可言，他们的社交关系、朋友、亲人，都被探查得一清二楚，能够和谁联系不能和谁联系，也被施虐者牢牢掌控。

在我曾经的一个个案里，来访者的前男友不仅监视她在社交网络上的一切动向，要求她随时报备行踪，甚至还会动用私人关系利用公共系统监听她的电话，这不得不说是一种彻头彻尾的恐怖主义。

个人的隐私和秘密为何如此重要？因为它涉及这个个体精神内核的完整性和独立性。我们的内在必须经由一个相对密闭，不被侵入的空间，才能够凝聚成被称为"我"的精神性的存在。

无论婴儿多么需要得到母亲的喂养和照顾，他也必须周期性地回到只属于他的世界里，通过睡眠完成身心的整合。如果我们强迫婴儿必须时刻清醒保持和母亲的联结，婴儿就会生病甚至死亡。

同样，青春期的孩子为什么会开始出现锁门、独处，以及对独立空间的要求？这也是他们的内在开始凝聚成形的需要，他们开始需要保守自己的秘密，独立地形成属于自己的精神内核，保守秘密的过程就是守护个体的独立的种子。所以临床上常常可见，在这个阶段对孩子强行入侵和管控的家庭，往往会导致孩子的心理异常。

而成年男女之间更是如此，无论两者如何相爱，尊重对方独处的身心需要，为对方留出保留秘密的心理空间，都是让关系有空间呼吸和生长的重要因素。

　　有一个与此相关的故事，说的是一位女人和一位男人结婚了，女人和男人生活时，一直带着一口上锁的箱子。男人对此好奇，但却从未动过这个箱子。一天，有人带着箱子前来告密，对这个男人说，箱子里锁着的是这个女人的全部秘密，如果男人知道这些秘密一定会对女人有完全不同的看法。这个男人回想起他和妻子情意深长的生活，一番沉思，便命人带着箱子、告密者和女人来到海边，当着他们的面将箱子沉入海底，接着，他对告密者说，如果你向任何人，包括我，吐露与这箱子有关的一个字，我都一定会派人杀了你；他对女人说，这是你的秘密，我不会窥探，从此以后你可以安心，只有大海和你知道。

　　男人用一种智慧的方法保护了他和女人的关系。他清楚地知道，相对于那个秘密，更重要的是眼前人的感受及两人之间的关系。为了攫取所谓的秘密而毁掉两个人的关系，是一种愚蠢的本末倒置。

　　诗人纪伯伦（Kahlil Gibran，1883—1931）在《婚姻》（"On Marriage"）中，对伴侣双方这种有着空间的关系也有着生动的描绘：

　　　　你们一块儿出世，也要永远合一。

　　　　在死的白翼隔绝你们的岁月的时候，你们也要合一。

　　　　噫，连在静默地忆想上帝之时，你们也要合一。

不过在你们合一之中，要有间隙。

让天风在你们中间舞荡。

彼此相爱，但不要做成爱的系链：

只让他在你们灵魂的沙岸中间，做一个流动的海。

彼此斟满了杯，却不要在同一杯中啜饮。

彼此递赠着面包，却不要在同一块上取食。

快乐地在一处舞唱，却仍让彼此静独，

连琴上的那些弦子也是单独的，

虽然他们在同一的音调中颤动。

彼此赠献你们的心，却不要互相保留。

因为只有"生命"的手，才能把持你们的心。

要站在一处，却不要太密迩：

因为殿里的柱子，也是分立在两旁，

橡树和松柏，也不在彼此的树荫中生长。①

由此，弗洛姆指出导向了解的另一种方式——爱。

在这个了解的过程中，获知秘密的渴望和冲动经由双方的结合而平息。而缔造这种结合的，则是我们对所爱对象的主动的"洞察力"。

---

① 纪伯伦.先知[M].冰心，译.长沙：湖南文艺出版社，2012:27-29.

　　为何是主动的洞察力呢？这意味着我们愿意亲身体验、参与、接触，把自己的智力和情感全部投入到和对方的真实的关系中去体会，由此去获得了解，也就是我们常说的"第一手经验"，而不是经由道听途说，或者我们在过去积累的某些经验知识去概括性地评判和解读另一个人。

　　印度哲人吉杜·克里希那穆提曾说，什么东西可以被人完全地了解？只有死了的东西。活生生的东西是永远不可能被彻底了解的，因为它一直在变化。

　　想要了解富有生命力的存在，需要的是清醒的头脑，不被过去的欲望和记忆所覆盖的头脑，不躲在二手信息背后的心灵，以及敢于亲自投身去接触和探索的勇气。我们只有这样将自己投入关系里，才能洞察到自己和对方的行为与内心。

　　有这样一位母亲，因为和自己孩子的关系问题来到咨询室。她爱着自己的孩子，但却因为孩子学习的事情一直与其发生冲突。她不明白哪里出了问题，因此来求助。

　　在她向咨询师倾诉的过程中，咨询师逐渐了解到了这位母亲的一些特别的反应，比如当孩子对某事表达拒绝时，母亲往往来不及去尝试了解发生了什么，就会立刻陷入挫败和愤怒之中，从而对孩子进行批评。同样，当孩子表达自己的想法或情绪，母亲好像也没有任何的好奇去了解孩子的想法或情绪来自哪里。

　　咨询师向母亲呈现了这些情况，并邀请母亲去联想，这样的体会和感受让她想到了什么。母亲被咨询师指出的部分惊到了，同时，她逐渐想起了自己童年成长时的一些痛苦之事。

实际上，这个母亲可以选择不去触碰这些伤口，她可以继续遗忘过往的伤心事来维持当下的生活。但是出于对孩子的爱，这个母亲并没有从困难的自我觉察中逃走，而是一次次鼓足勇气，回顾她曾被粗暴对待和时常被忽视的童年，并且从这个过程中一点点发现，原来自己之所以会对孩子有着类似的反应，完全是因为她自己就是这么被养大的，这使得她对某些粗暴的态度和情感忽视感到习以为常。

发现这些对一个母亲来说绝不好受。自身的痛苦、对孩子的歉疚、对伤害孩子的懊悔都会在这个过程中折磨着她的心。但她没有选择让自己当下更好过的方式，比如逃避，美化自己的行为，或是聆听那些所谓过来人的迂腐经验，认为就是孩子不孝和叛逆。她勇敢而笨拙地开始尝试，在孩子拒绝时去了解在孩子身上发生了什么，在孩子表达观点和情绪的时候，去理解并好奇这些观点的由来。

这个笨拙尝试的过程如同幼儿学步，跌跌撞撞，但这也正是她努力将自己投入关系，去尝试摆脱过往阴影和孩子相处的过程。

最后的结果是令人暖心的。孩子和她的关系逐渐开始发生变化，从敌对变成了亲近，孩子也从阴郁和暴躁的状态里慢慢走出，变得阳光了起来。而照亮他们彼此的，正是妈妈勇于投入关系，去面对真实的心。

　　弗洛姆对此还做了一个生动的举例：心理学的发展正是基于人们对认识他人和自己的兴趣，然而在缺少爱做基础的人那里，心理学反而成了了解他人的一种障碍，他们可能会隔着心理学这个屏障去判断、解读一个人，却并不和对方真正接触。在这种情况下，心理学就变成了挡在真实关系前的墙壁。

　　这个视角也解释了我们当下的许多社会现象。很多人通过读书学习，试图去了解建立关系的奥秘，但是他们掌握了很多理论工具，却缺乏投入真实关系的勇气。我的一位朋友，可以说对市面上讲亲密关系的大师之作如数家珍，他能运用这些知识去开导和分析他人，头头是道，但他自己本身却是不折不扣的"宅男"，不敢参加社交活动，害怕单独接触异性，即使有人组局，他也总是缩在角落。偶尔遇到有异性对他感兴趣，邀请他一起活动，他也总是说自己工作忙。我们有时无奈地笑他是"理论的巨人，行动的矮子"，显然，仅仅追求头脑思维上的信息堆叠，回避真实的投入，并不能真正解决现实世界里的关系困境。

　　如同克里希那穆提曾说的，许多追逐真理的人，围绕真理建起了理论的高楼大厦，人们热衷于膜拜和参观这些大厦，然而这些大厦并不是真理本身。

　　心理学是我们了解他人的重要工具，它最终的归宿应当是爱，是我们与他人之间活生生的关系。

# 第二章　五种爱的对象及其爱的形式

Chapter Two

在阐明了为何爱是一种艺术之后，弗洛姆进一步将人与人之间的关系划分出了五个范围，这五种关系分别为：兄弟之爱、母爱、性爱、自爱，以及对上帝之爱。通过对这五种关系范围的阐述，来解答这一重要议题：当我们面对不同的关系、不同的对象时，我们内在的爱的态度是统一的，但我们表达爱的方式却是不同的。弄明白这些共性与不同，我们也将对爱与关系形成从内而外的全面理解。

## 爱是一种态度

　　弗洛姆认为，"爱主要不是一种对某个特殊人的关系；它是一种态度，一种决定一个人对整个世界而不是对某个爱的'对象'的关系的性格倾向。如果一个人只爱某一个人，对其他同胞漠不关心，那么他的爱就不是真正的爱，而是共生性的依附，或是扩大了的自我主义。"①

　　其实这段话，也说到了大爱与小爱之间的关系。在很多解读中，大爱与小爱是相互冲突的，如果我们只爱具体的某个人，就仿佛与心系世界相对立；而当我们爱抽象的宏大世界时，又似乎代表我们不能只把情感投注在某个具体的人身上。但弗洛姆认为，这两者并不相互冲突，我们既要爱具体的人，又要将这种爱的态度稳定地扩展到整个世界。否则，就可能会出现这样的两种文化。

　　一种是常见的"饭桌文化"，在一张桌子上吃饭的是自己人（和自己有血缘或利益关系的人），其他的都是外人，甚至是"工

---

　　①　艾里希·弗洛姆.爱的艺术[M].刘福堂，译.上海：上海译文出版社，2019:50.

具人"。在我们现在的生活中，这样的生活态度并不少见，甚至可以说非常普遍。显然，秉持这种观念的人，已然和世界缺少了亲近关系的联结，血脉成了唯一评估情感投入的标尺，潜意识里的敌对也将持续引发关系中的冲突。在这种文化里，我们会对自己人亲热有加，广开方便之路。但这种"相互之爱"大多是为"自己人"提供好处，这种好处让人相互依附。而对所谓的外人，则是冷漠刻薄，甚至是无情利用，这显然不符合弗洛姆对爱的理解。

而另一种文化则是打着"广济苍生"与"天下之大爱"的旗号，却对每一个遇到的具体的人都非常冷酷无情。比如，在改编自乔治·马丁（George Raymond Richard Martin，1948— ）代表作的电视剧《权力的游戏》（*Game of Thrones*，2011）里，原本一直爱护自己生病幼女的拜拉席恩家族的首领史坦尼斯，因为亲哥哥国王劳勃被害，整个国家出现内乱。本应成为顺位继承人的他被阴谋排挤在了王座之外。在一众人的支持下，他希望能推翻伪王蓝礼和毒后瑟曦的残暴统治，夺回铁王座，重新振兴国土，然而这个过程并不顺利，在一次进攻中他接连失利，遭遇困局。在理想与女巫蛊惑的双重推动之下，史坦尼斯从一个一心保护幼女的慈父，成为一个杀女暴君，将自己的女儿作为祭品烧死在火刑台上，希望换取战争的胜利。所谓为了大爱而残酷牺牲身边之人，这种选择的本质是一种自恋性的扩大，也就是弗洛姆所说的"扩大了的自我主义"，在这种自我主义鼓吹起来的理想化之下，他人的存在将被降格为工具，眼前的活生生的人的喜怒哀惧都变得价值全无，而那抽象得看不清的宏大概念反倒成了比人更重要的维护对象。曾奇峰先生曾说"存在大于意义"，所谓天下正是由一个个具体的鲜活的人组成，如果不能爱这一个个具体的人，那所谓的天下又是什么，又有何意义呢？

而在亲子关系中，这种文化下的爱虽然不是指向毁灭，而是独占的照顾，往往也会导致危险。因为缺乏了对人的基本关心，这种爱很容易沦为控制。比如，在家庭中常见的一种关心，父母对自己的孩子照顾有加，什么都要给得非常好，但是却对别人家的同龄小孩多有苛责与嫌弃，甚至会阻碍自己的孩子与其他孩子自由交友。这样的父母显然是非常自私狭隘的，看起来他们爱着自己的孩子，但他们对其他的孩子毫无同情和关心，这不由得人怀疑，他们之所以爱着这个孩子，并不是基于对孩子真实情况的了解，特质的喜欢，或者是天性的使然，而仅仅是因为这个孩子是自己基因的继承与传续。而这种爱正是弗洛姆所说的"扩大了的自我主义"。

《孟子·梁惠王上》中有一句广为流传的话："老吾老，以及人之老；幼吾幼，以及人之幼。"意思是：敬爱自己家的老人也敬爱其他人的，呵护自己家的孩子，也呵护别人家的。这一点，与弗洛姆的理解有异曲同工之妙。

与之相对应的典型人物，我想到了特蕾莎修女（Blessed Teresa of Calcutta，1910—1997）。为印度加尔各答的穷人们服务，救助病人于霍乱、麻风病及宗教迫害中的她，留下了"不管怎样，把你最好的东西给这个世界，你看，说到底，它是你和上天之间的事而绝不是你和他人之间的事"这样触动世人的话语。在投身救助难民、病人的事业时，她的奉献并不会因为救助者的背景而有分别之心，这种"能够包含一个个所遇到的具体的人"的对人类共有的爱最终获得了全世界的认可，特雷莎修女也因此获得诺贝尔和平奖。

看到这里也许你会想问，那么为什么在人与人之间，这种爱的能力会有区别呢？在我们形成爱的能力的最初，又是什么因素在起着重要的影响作用？弗洛姆先回到了父母与子女之间的爱，来阐述爱形成的公式。

## 爱的对象与能力形成

　　在探讨"爱的能力的形成"与"爱的对象的发展"议题时，弗洛姆拎出了一根主线，探讨了个体是如何在母亲这里获得最初关于爱的体验，母爱与父爱本质上的区别，以及它们各自的功能。

　　婴儿初到世界，离开了温暖舒适的宫殿——子宫，来到了现实世界，这个过程并不令人愉悦，甚至是非常痛苦的。客体关系学派的精神分析师们，在婴儿观察[①]的项目中能够看到婴儿是如何因为外界环境的不舒适，和自身能力的孱弱而一次次地感受到被毁灭的恐惧和被迫害的焦虑。那为什么婴儿遭遇着这样的折磨，却仍然能存活下来并健康长大呢？原因在于他的母亲。

　　弗洛姆指出，对于没有意识分辨自己与世界，没有能力靠自己得到满足的婴儿来说，母亲的存在就等于一切，"母亲便是温暖，

---

　　① 婴儿观察是由艾斯特·比克（Esther Bick，1902—1983）于1948年在塔维斯托克（Tavistock）研究中心开设的训练课程，主要用于儿童心理治疗师和精神分析师的养成，通过观察婴儿来让受训者学习人类早期的情绪发展及其内在的世界的形成过程。受训者需要了解婴儿与家人最原始的情绪互动，并观察自己在观察婴儿与家人互动过程中的情绪反应。

母亲便是食物，母亲便是满意和安全的和谐状态"。刚来到世界的小婴儿，陷入一种全能自恋的状态，他将世界，包括母亲的存在都体验为是和自己一体的，世界是我，我是世界，在这样的自恋中，客观世界失去了它的客观性。当然，也只有如此，婴儿才能感觉到世界是可控的，他可以安全地使用这个世界。

　　但是随着孩子慢慢长大，他开始逐渐意识到自己和外物、他人的区别，妈妈是不同于自己的独立个体，如果在孩子拥有这种意识的时候，依然能够从母亲处得到温暖的抱持、充足的共情和镜映，那么孩子就能获得一种重要的感受，这也是爱的能力形成的最初公式：我是我，所以被爱。

　　也许你会问，什么是温暖的抱持、充足的共情和镜映呢？

　　以孩子吃奶这个场景为范例。一个会感觉到幸福的孩子，在被哺乳时，得到的将不只是妈妈的乳汁，他还会得到来自妈妈深情的注视、温柔的抚摸、甜蜜的呢喃。在这个过程中，孩子确认，自己从母亲那里吸吮乳汁对于母亲来说也是一件幸福满足的事，他不仅在身体上被喂养，在精神和情感上也得到了母亲情感的灌注。于是吃奶变成了一件幸福的事，一件可以让婴儿从身到心都感到饱足的事。并且因为妈妈的深情注视，孩子确定，妈妈眼里的自己是可爱的，是值得被爱的。

　　中间学派的代表人物温尼科特将这个场景推演到了许多方面，

例如孩子的排便。当孩子感觉到母亲是爱着自己时，他也会努力地配合母亲，让自己的排便成为礼物。在被妈妈深情爱着的时候，排便的自己也是可爱的，值得被爱的。

在这种被爱的感觉里，孩子会确定，我因为我的样子被爱，我存在故我被爱，这种爱是自然而然地从妈妈这里流向我、是无条件的，不需要我去做什么换取。它让孩子的内在感到极乐与安宁。当一个孩子得到了足够多的母爱并长到一定年龄时，他会开始产生从"被爱"到"主动创造和给予爱"的转变。他可能想要赠予自己的父母一幅画、一首诗。我们都曾见到过，当一个孩子用自己稚嫩天真的方式创造了爱的作品而被父母接受时，孩子会有多么幸福。这时的孩子将逐渐从自我中心的状态里走出来，慢慢形成成熟的爱的能力。

弗洛姆指出，这个过程往往需要很多年。

而当个体进入这个阶段，通过别人的帮助来获得满足已经不再是他自我满足的主要手段。相反，他将开始把能够满足他人，给予他人视作更为重要的事。爱开始逐渐变得比被爱更重要。他开始感到因为能去爱他人而使自己产生了力量。

这样的转变过程被弗洛姆归纳为以下内容：

● "童稚的爱"遵循的原则：我因被爱而爱。
● "成熟的爱"遵循的原则：我因爱而被爱。

- "不成熟的爱"宣称：我爱你，因为我需要你。
- "成熟的爱"宣称：我需要你，因为我爱你。

这两者是截然不同的。

美国心理咨询师汉姆菲特博士（Robert Hemfelt）在《爱是一种选择》（*Love is A Choice*，2006）一书里写到，当我们因需要某人而爱某人时，我们是不自由的，我们是没得选择的，因为对方是填补我们需求空洞的材料。然而，真正的爱，应该是一种选择，一种基于自由的选择，而不是被需要捆绑。

这要求我们足够成熟，我们能够为自己的需要负责而不是依附于另一个人。当我们无法承担自身的责任而不得不把对方当作解药时，其实我们和对方都失去了自由，我们也无法将对方看作是独立的个体，去了解他的需要并给予满足，因为那时我们还停留在不成熟的状态里——我们亟需有人能够解决我们的问题，通过给予我们帮助来让我们得到满足。

——

关于父母之爱，弗洛姆提出，母爱的公式是"我因我的样子被爱"，更准确地说是"我是我，所以被爱"。这是非常美好的，因我不必做任何事去索取和报偿，然而这同时意味着母爱也无法索取、制造和控制。所以一个人是否能够得到母爱，并在其中形成"我存在故我被爱"的基础感觉，前提是他的母亲是否有爱孩子的能力。我们在社会现实中看到，很多母亲因为自身的经历、某些创伤，可能会在爱孩子这件事上遇到困难。而这种困难可能会随着母子关系传递，成为孩子未来在爱上的困难。

同时，弗洛姆也指出，如果一个人不是仅仅因为存在，而是因为自己的优点和值得爱而被爱的话，就可能会产生痛苦。因为我们被爱的原因不是我们的存在本身，而是我们能够令他人满意或高兴，从本质上来说，我们可能并不是被爱，而是被利用。

这一点不得不说非常犀利。弗洛姆穿越时空的束缚，指出了当代社会的爱之痛点。在如今这个内卷剧烈的时代，许多父母都希望孩子能够优秀、出人头地，这样就能够为自己谋得一个稳固的社会地位，一份稳定的生活。这就导致我们在临床上常见这样的现象：当一个孩子还小，没有进入学校时，他和父母之间的关系很融洽，然而一旦他开始上学，父母和孩子的关系就突然变得非常紧张，战火连天。

原因是这时的孩子开始有"KPI"了。他进入了一场战局，至少在父母眼里是这样。这时，他的其他特质都变得无关紧要，唯一重要的是学习成绩是否足够优秀，在学校表现是否足够好。父母的爱突然之间从看似无条件的状态变成了条件鲜明，而这种改变在很多不幸的家庭中演化成了"父母——孩子——学习成绩"

的三角冲突。在最激烈的情况下，孩子在家庭中的排序甚至会降到学习成绩之下，一个人作为个体的喜悦和痛苦都变得无关紧要，取得好成绩才是能够让父母恢复爱意和情感温度的关键。

这也缔造了这样的一群人，成年之后虽然自身优秀，却始终不自信，也不敢进入亲密关系，因为那种被持续考核的感觉让他们确定，除非他们一直优秀、一直拔尖，他们才能维持一段关系。然而社会的赛场比学校大得多，人生的走势也并不能完全由个体控制，一旦遭遇外力的冲击，让他们从竭尽所能维持的位置上跌落，这种个体的内心可能就会垮掉，他们不相信自己可以不费力地就被人爱，而是确信如果无法保持外在优势，他们就是不值得被爱、被重视的人，这种不配得感可能会将他们关进自我封闭的牢房之中。而这将加剧他们的困境，使他们无法坦然求助，形成恶性循环。

在理想的情况下，如果孩子能够得到充足的母爱，并坦然享受，随着成长，他对母爱的需要将逐渐转移到父爱上。然而父爱是有条件的爱，这种爱的原则是："我爱你，因为你实现了我的愿望，因为你尽了职责，因为你像我。"[1]

弗洛姆指出，这样的变化与人类生存的另一支柱有关。如果母亲代表自然、土地、海洋，那么父亲就代表着思想的世界、人类构建的社会，代表着原则、秩序和法律的世界。

---

① 艾里希·弗洛姆.爱的艺术[M].刘福堂，译.上海：上海译文出版社，2019:47.

　　这种由渴求母爱转向渴求父爱的变化，是一种社会化的需要。孩子通过父亲去体验和社会的关系，父亲如同社会规则的代言人，得到父亲的认可，继承父亲的财产，就意味着我们成了得到祝福的个体，能够实现远征。

　　当然，如同母爱一样，父爱也有其积极面和消极面。

　　父爱的消极面在于，它容易留下不被爱的痛苦之感，可能会因不够服从而被惩罚、被剥夺；但积极方面则是，父爱不像母爱那样不被控制，我们可以去争取。

　　在发展充分的母爱里，我们获得稳定的地基和离开的勇气；在发展充分的父爱里，我们获得打败和超越权威的勇气。最终，我们通过调和母爱与父爱的滋养，走到成熟的一步：**"成为自己的父母。"**

　　美剧《扪心问诊》（*In Treatment*，2008）里，治疗师保罗在面对自身原生家庭的痛苦时，他的督导师吉娜就对他说过："我们可以成为自己的父母。"

　　什么叫成为自己的父母？就是能够觉察自己所需，并及时满足自己。而能够去实现这一点，有一个非常重要的心理前提。曾奇峰先生曾经这样说过："一个成人在这个世界上活着，只要记住两点就可以了。第一点，我已经不是婴儿，不需要任何人帮助，我一个人就可以好好活下去。婴儿是不行的，如果妈妈不给他喂奶，他就活不下去。第二点，作为一个成人，应该具有让别人帮助自己的能力。"

所以成为自己的父母，就是意识到自己需要滋养之后，能在这两点间灵活切换，既可以努力自我满足、自我照顾，也会在自己需要的时候及时让自己得到来自他人的帮助。

大多数人遇到的困难则可能是，自己忘记力所能及地照顾好自己，同时又在需要向他人求助时，将自己困在了一个封闭的状态，羞于求助。这样的状态，依照弗洛姆的描述，既可能与在母爱获得阶段的匮乏有关，也可能是在得到父爱时，遭遇过多的挫折。

弗洛姆提到，成熟的人同时用母性的良心和父性的良心去爱。如果只有父性的良心，就会变得苛刻、不通人情；如果只有母性的良心，就会容易失去判断能力，并阻碍自己和他人的发展。

这让我联想到荣格的阿尼玛和阿尼姆斯。阿尼玛与阿尼姆斯是荣格提出的两种重要原型。阿尼玛原型为男性心中的女性意象，阿尼姆斯则为女性心中的男性意象。因而两者又可理解为女性潜意识意向和男性潜意识意向。

如果男性过度认同自己的男性身份，否认和拒绝阿尼玛，那么他可能会成为一个刚强霸道的男人，或许在建功立业上他能因此得到丰厚回报，但是在私人领域，尤其是情感方面，他则可能遭遇许多挫折，因为他无法体验和表达温柔细腻的情感，也就是俗称的"大男子主义"。而对于女性来说，如果极度排斥阿尼姆斯，则可能会变得非常软弱、退缩、无主见，因为她拒绝体验自己内心当中极富力量的人格的部分，这种注意力的缩窄和能力上的自限，可能会让她成为所谓的"小女人"。

由此可见，太过男性化或者太过女性化，本质上都是一种自我局限和切割的状态。而对于饱满的人格，曾奇峰先生有一个精彩的形容：雌雄同体。弗洛姆本人也非常符合这个特质：既有男性的力量与宏观，又有女性的细腻与深情。而在对成熟之人的描述中，他也强调了需要"同时用母性的良心和父性的良心去爱"，这达到的是一种整合的爱的态度。

知道何时应当无条件地爱与支持，何时需要规则和训练的指引与约束。两者灵活结合，缺一不可。那如果母爱的良心、父爱的良心发展不好呢？

这个后果可以通过改编自乔治·马丁代表作的电视剧《权力的游戏》中的两个经典角色进行阐明。

第一个是鹰巢城女主人莱莎的儿子罗宾，十多岁的他还被母亲抱在怀里吃奶，神经质的母亲是典型的施受虐狂和控制狂，于是罗宾也处在一种精神分裂般的状态里，无法正常与人交往。在和史塔克家族的珊莎沟通时，他前一秒还和颜悦色，下一秒就突然翻脸，暴跳如雷地毁坏珊莎的冰雪城堡。他在离家接受射箭训练时，也完全是功能障碍的状态，无论在理智上还是在身体的协调控制上，他都完全无法适应训练过程，甚至无法正常地服从指令。毫无疑问，他已经在母亲变态的控制下变成了一个智商、情感与身体皆残疾的废物。

母爱的部分发展残缺使孩子很可能会成为一个所谓的"妈宝"，又或者因为受挫而将保护的需要转移到父亲身上，并模仿父亲的形象，最终成为一个只有父性倾向的人，沉溺于法律、秩序与权威之中，缺乏期望或接受无条件的爱的能力。

父爱的良心发展不良的典型代表，则是波顿家族的私生子小剥皮。因为始终无法得到严苛父亲的认同，小剥皮用极尽残忍血腥之手段，虐杀他所遇到的俘虏，甚至切掉俘虏席恩的下身，拔掉他的指甲，强暴珊莎，害死继母，放狗追咬并射箭猎杀被自己抓到的无辜女孩。即使和自己关系亲近的姑娘被人杀害，他也能在悲伤三秒钟之后，立即将其尸身送去喂狗。他希望用残忍来表达自己的力量，从而被自己的父亲认为是合格的家族接班人。而在他父亲有了新的孩子以后，他意识到自己始终无法在父亲心里占据核心位置，最终将自己的父亲也毫不留情地杀死。极端的父性权威造就极端的残暴，而这种丧心病狂的残暴显然也是一种严重的精神疾病。

我们的爱的能力的形成，始于早年母亲无条件的爱与身心方面的均衡关怀，发展于六岁之后，父亲的爱与引导。弗洛姆认为，母亲保证了孩子生活的安全，父亲则帮助孩子适应责任，实现发展。在这个过程中，母亲对生活的信心让孩子能够顺利地实现分离，而父亲的忍耐宽容则让孩子在感受到力量的同时也感受到被接纳，被允许成为自己的主人，最终实现与父亲的权威相分离。这个过程如同船舶驶出船厂，再驶出港湾，如果过程顺利，这艘船最终将拥有扬帆远航，驶向各种不同关系的能力。

## 母爱与父爱

　　个体的爱的能力的形成始于早年母亲无条件的爱与身心方面的均衡关怀，从最初的"我是我，所以被爱"转变为"主动创造和给予爱"，在足够多的母爱滋养与年龄增长下，孩子慢慢从自我中心的状态里走出，顺利地实现分离，形成成熟的爱的能力。

　　而在六岁之后，个体爱的能力发展于父亲的爱与引导。孩子通过父亲去进行社会化的体验，获得打败和超越权威的勇气。父亲的忍耐宽容则让孩子在感受到力量的同时也感受到被接纳，被允许成为自己的主人，最终实现与父亲的权威相分离。

　　成熟的人需要同时用母性的良心和父性的良心去爱，才能达到一种整合的爱的态度。

·

## 爱的对象

很多人认为爱是由对象构成的，对象对了我才能爱，不符合我的倾向的对象我就没法爱。甚至有时我们要用"除了那个被我们所爱的对象之外，我们要对其他所有人冷酷"来证明这种爱的强烈。这也是在我们的影视作品里，"霸总"题材如此吃香的缘故。"独占性、特殊性、唯一性、剧烈反差"成了真爱的证据。

但这是个误区。

弗洛姆形容那种把爱的产生绑定在所谓的特定对象之上的态度为："类似一个想画画又不去学习这门艺术的人——这人宣称他非等到那个合适的景物不可，认为一旦发现了合适的景物，他就可以画出杰作来"[①]。

这实在是个精妙的比喻。不会爱的人，难道一遇见所谓的好对象，就瞬间具备了所有的共情、聆听、理解能力？显然不可能。

这也是为什么很多"霸总"题材作品里的男主角，大多带有

---

① 艾里希·弗洛姆.爱的艺术[M].刘福堂，译.上海：上海译文出版社，2019:50.

近似"爱无能"的特征。他们除了霸道地以一种孩子气的方式去强行要求关注或者联结，其他的时候，他们仿佛对细腻的情绪感受都表达和理解无能，需要和女主的反复磨合才能"情绪化冻"。

这样的证明方式并不只是出现在爱情里。例如，在亲子关系中，多子女家庭里常见的"爱一子而忽略其他儿女"也有类似的特征。

也许你会问，那爱的态度如果是统一的，是不是面对不同的对象，表达方式也应该是一致的呢？

这是个好问题，事实上，它们的规则用一句话概括，是**共同的基本规律之上有局部不同**。弗洛姆列举了以下几种本质相同但表达不同的爱。

### 兄弟之爱

特点是：它是对所有人类的爱，它以没有独占性为特点。

在兄弟之爱中，天赋、智力和知识上的差别与人人共有的人性本质相比是不值得一提的。

在全球范围内广受好评的美国老牌综艺节目《粉雄救兵》（*Queer Eye For The Straight Guy*，2003）的第三季开篇，美食家安东尼·波登（Anthony Bourdain，1956—2018）说了一段非常感人的话，大意是："我们总是过于强调不同，但是真正重要的是透过那些不同，去看到我们的共同之处。"这也是弗洛姆所说的同一性。

事实上，兄弟之爱是其他几种爱的基础，它强调平等，却不是僵化的平等，而是时常能相互携行，有时你助我，有时我帮你。兄弟之爱最核心的宗旨是：在不服务于任何目的的爱中，不被任何其他需要裹挟时，真正的爱便开始显露。

此处，我想到了俄国大文豪托尔斯泰（Tolstoy，1828—1910）的一个故事。托尔斯泰是大地主，其家族在圣彼得堡、莫斯科皆有田产和庄园，然而他不只是爱自己的国民，对当时被称为鞑靼人的人们也心怀悲悯。他在作品《哈吉穆拉特》中，通过描述一棵被车轮轧过，叫作"鞑靼人"的花，来传递他对这些不同宗教的异族人的关切和悲悯，文中写："这棵鞑靼人被车轮轧过，后来又挺立起来，因此有点歪斜，但毕竟挺立起来了。好像从它身上撕下一块肉，取出一个内脏，砍掉一条胳膊，挖去一只眼睛，但它还是站起来了。不肯向消灭它周围兄弟的人屈服……"

托尔斯泰用他的文字，表达了最为深切的人类关怀，他超越了当时的文化藩篱，对同是人类兄弟的鞑靼人表达尊重和敬意。本来他们的生命与他无关，与他舒适的生活也无关，然而通过兄弟之爱，他们成了一体。

能够在这一层面上理解兄弟之爱的本质并不是一件容易的事。因为它需要个体拥有充足的共情能力，能够在他人的经历里看见自己，也能通过自己的经历去理解他人。

　　还记得十多年前我刚来上海，认识了一位朋友。这位朋友也是从外地来上海打工，做销售工作，在此之前她并没有过非常快节奏的工作和生活经历。

　　有一天我们一起吃饭时她向我抱怨，一位她刚认识没多久的客户，对她的产品表现出了明确的兴趣，但是她发消息给对方时，对方有好几次都隔了很久才回她，她询问是什么原因，对方告知她自己工作很忙，但她对此无法理解。再忙也不可能两三个小时不看手机，她由此推测对方的兴趣有可能是假的，只是在拿她寻开心。后来她一气之下就不再怎么回应这个客户，这件事也就被抛之脑后。

　　时隔6年之后的某天，我们约着见面，在见面当天的上午我发消息和她确认见面的时间地点，她一直等到下午快下班才回复我。等到我们见面时，她不好意思地和我解释说当天实在太忙了，她作为部门的经理，负责的一个项目要上架，一整天的时间处理了无数的多方沟通和故障解决。就当她这样解释的时候，突然有一个瞬间她停住了，仿佛想起了什么。

　　我好奇地追问她为何不说话了，她看着我说："我终于理解了。你还记得我们刚来上海时我给你抱怨过的那个客户吗？当年那个客户和我说他工作特别忙，我曾经不相信，那是因为我从来没有坐在类似的位置上，从来没有过相似的工作强度和经历。来上海以前，我们那个小地方的工作节奏要比上海慢得多，所以我根本没办法想象忙到不能看手机会是个什么情境。但是我想到我今天白天的工作和我当了经理以后的工作强度，我发现真的可能会忙到没时间处理私人信息。"

这是一件很小的事情，但也反映出人与人之间的相互理解，为何是不易之事。有时设身处地，需要有真实的体验打底。不仅如此，一个人能理解他人，还需要既能看见自己的强大，也能感知和承认自己的弱小，只有如此，他才不会将自己本身所具有的特质分裂为好与坏，将好的、强大的部分留给自己，将坏的、弱小无力的部分投射给他人，如果这么做，就将源源不断地制造关系中的对立与分裂，兄弟之爱将无从谈起。

我的一位来访者，总是在工作中与同事发生冲突，且他冲突的对象都是那些他认为能力不行，比他弱的对象。他无法忍受和理解对方和自己工作方式不同导致的差错，他将之统统归结为态度问题，而不是能力上的差异。而这导致他和同事、下属的关系非常紧张和恶劣，甚至威胁到了他的工作稳定。

他没办法了，所以来到咨询室。在长达两年的咨询过程里，他慢慢意识到，原来自己内心的慕强，以及自己能力的磨炼，都和自己内心里认为自己"不够好"有关。曾经在家里一直被嫌弃不如哥哥的自己，非常害怕自己露怯和无能，因为这可能会导致父母对自己更多的指责。在他的小时候，他做不好事情父母很少协助；相反，父母会斥骂他是态度问题，而并不会理解作为小孩子的他做一些新尝试的事情是需要通过犯错，来慢慢获得做好的能力。在这样的教养方式下长大的他，很少拥有自己的空间，也很少感受到包容与理解，所以他必须武装自己，表现得既能干又强势，这才能让他感到安全和可控。

问题是他并不能够一直在所有的事情上维持这样的状态。因此，当他感到不确定和无力时，他就会将这种感觉压抑下去。而当其他人在他面前流露出这种情绪时，这会激活他内心那些被压抑的不确定感，这让他非常恐惧，并将这种恐惧以愤怒和粗暴的方式表现出来。他希望通过镇压他人的此类情感，以避免让自己感觉到失控和无力，而这造成了他人际关系中的连绵战火。

当他终于意识到这一点，意识到只要人活着，就可能会感受到失控和无力，这并不代表他不好，有些处境下人有类似感受就是人之常情时，他终于不再需要猛烈地攻击他人的错误和无力，而是开始渐渐理解，错误并不是糟糕的事情，我们有时需要通过尝试来逐渐掌握一些东西。

当我们能够理解自己的需要，理解自己曾经的无助和痛苦，并且允许和接受这种感觉的存在，我们才能以此为起点，去理解他人世界里发生过的故事。

因此，弗洛姆会说，由于对弱者的同情，人类开始产生兄弟的爱；而在其对自己的爱中，他也爱那需要别人帮助的人。同情包含着了解和认同的因素，因此《旧约》上会写"因为你们在埃及地作过寄居的，知道寄居的心"，"你们要怜爱寄居的"。

**母爱**

关于母爱，最动人的话莫过于——"大多数母亲有能力贡献'乳汁'，只有少数母亲能同时贡献'蜜'。为能提供'蜜'，一个母亲不仅必须是个'好母亲'，还必须是个愉快的人。"——许多人达不到这一目标。

这要求母亲必须能很好地发展自己，有创造力地自我满足，不被自己的需求和困境压垮，因为母亲对待生活的爱与忧虑，都会感染孩子。

中国家庭治疗流派里的领军人之一孟馥曾经说过一句让人心惊肉跳的话："母亲对孩子的态度，都在一口一口喂给孩子的饭里。"

而我们知道，如果一个母亲无法很好地照料自己，并动用成年人应有的自我功能让自己得到很好的照顾，处于匮乏中的她将无法为孩子提供充足的照料。

在一些落后的文化当中，母亲的角色并不是家庭的主体，而是家庭的附庸，是父权文化的支配对象。在这样的环境中出生的孩子，将很难整合来自父母双方的存在的力量，以及弗洛姆提到的"父母的良心"。因为母亲是被阉割了的存在，母亲无法以一个有力的、独立的形象为孩子提供一种最基础也很重要的榜样和力量。

孩子将因为母亲所在的位置而惧怕认同母亲身上的特质，因为这种特质和不幸、被禁锢、被臣服和役使关联在一起。

日本著名的社会学家、东京大学名誉教授上野千鹤子（1948— ）女士曾在《从零开始的女性主义》中讲过类似的现象。在20世纪五六十年代及更早以前的日本社会，家中开饭，好菜必须单独端给长子吃，只有家主和继承人能吃到全须全尾的鱼，其他孩子和妻子只能吃残羹剩饭。就算年龄比较小，长子也是未来的家主，必须要明确家庭秩序。而女孩子存在的唯一价值就是商品价值，如果不结婚，就要出去工作，保姆、女佣、卖身、公娼、小妾……什么都可以干，只要能为家庭赚钱。

这种看似遥远的社会现象直到今日还在影响着日本的社会，女性群体所能拥有的工作机会、薪资待遇、社会角色等，都仍然有诸多限制等待被打破。

而在国内，许多北方地区和潮汕文化下的家庭，也仍有重男轻女、丈夫为大的深重印痕。在这种文化氛围下成为母亲，女性自身都很难拥有存在感和生活的乐趣，自然也缺少相应的情感资源提供给自己的孩子，孩子只有代表规则和权力的父亲可以认同，最终，女孩很可能重复母亲的命运，而男孩则成为一个流放者，他除了去厮杀和建功立业，并没有更多的出路。因为他不被允许表达情感的脆弱，这会因为太过女性化而被禁止。细腻、感性等特质都被视为是弱者的表现，因此他也无法在婚姻和家庭关系中，通过展现细腻和感性的一面，来获得身为人所应当拥有的温暖联结。

如果母亲的乳汁是养活，那么蜜就意味着真正的养育。弗洛姆指出，没有能力爱的女人，在孩子很小的时候，能够做的只是柔情的母亲，而不会是慈爱的母亲，慈爱的母亲的责任是承担分离的愿望，并且在分离后继续慈爱。

在这点上有一个典型的案例。几年前在一档综艺中，因为密不透风的母爱而被国人皆知的男明星朱雨辰，他的母亲曾在节目里表示，自己是在用生命爱儿子。朱雨辰自爆曾经因为给母亲做了一顿饭，导致母亲直接带着一口大锅和八十多只大闸蟹搬到了北京，理由是"儿子怎么能学会做饭"，似乎儿子会照顾自己是对她人生巨大的否定。不仅如此，到了北京之后她还坚持跟着朱雨辰进组，做他的移动厨房。每天凌晨4点起来煲汤、榨果汁，8点前监督朱雨辰全部吃下，避免后面的两餐来不及，而朱雨辰在这样密不透风的照顾下，不仅无法发展在生活上自我照顾的能力，在感情中也无法保护亲密关系不被母亲干扰，这样的母爱显然是一种高度共生融合的关系，不仅无法指向分离，更是令人窒息。

究竟何为慈爱的母亲？我想有一首诗最能表达其精髓，那便是纪伯伦在《先知》里的《孩子》（"On Children"）。

于是一个怀中抱着孩子的妇人说：请给我们谈谈孩子。

他说：

你们的孩子，都不是你们的孩子，

乃是"生命"为自己所渴望的儿女。

他们是借你们而来，却不是从你们而来，

他们虽和你们同在，却不属于你们。

你们可以给他们以爱，却不可给他们以思想。

因为他们有自己的思想。

你们可以荫庇他们的身体，却不能荫庇他们的灵魂。

因为他们的灵魂，是住在"明日"的宅中，那是你们在梦中也不能想见的。

你们可以努力去模仿他们，却不能使他们来像你们。

因为生命是不倒行的，也不与"昨日"一同停留。

你们是弓，你们的孩子是从弦上发出的生命的箭矢。

那射者在无穷之中看定了目标，也用神力将你们引满，使他的箭矢迅疾而遥远地射了出去。

让你们在射者手中的"弯曲"成为喜乐吧；

　　因为他爱那飞出的箭，也爱了那静止的弓。[①]

　　爱孩子的母亲，必然能让自己的自恋投注到正确的方向，将自己融合的需求从孩子身上剥离，给予孩子离开的动力和空间。

## 性爱

　　弗洛姆指出，从本性来说，性爱是排他的，不具有一般特性的爱。

　　这个部分里，最困难的莫过于，在最初两人相爱时，陌生屏障的突然崩解带来的欣喜，如何能够成为持久的滋养？

　　多数关系，走到熟悉时，就走到了死胡同，因为彼此仿佛都已看透。在一开始，或许因为陌生，我们对彼此充满新奇，仿佛发现新天地。然而，陌生的部分总会有变熟悉的那一刻，魔力由此开始衰减。而如果我们只是将注意力集中在外部形式的差异，而忽略了人格内部的共同之处与独特个性，那我们必将落入乏味和无聊的陷阱。

　　尤其是如果我们弄错了什么是爱的信号。当我们以为强烈的情绪张力是爱的证明时，我们就可能会通过寻找类似的信号来证明自

---

　　① 纪伯伦.先知[M].冰心，译.长沙：湖南文艺出版社，2012:33-35.

己是在爱着的。比如，剧烈的痛苦、猛烈的冲突、撕心裂肺的感受或是疯狂而不顾一切的狂热；但这很可能是危险，在亲密关系中，这些信号很可能会将我们导向施受虐的关系。而这种关系的流行，我们的传媒机构和影视作品要负很大的责任，因为在这些渠道上看到的吸引人的感情，多半都带有类似的特征，也就是俗称的"洒狗血"，而那些平淡深沉的爱反而让人觉得不够有劲，似乎不像是"真爱"的证明。

精神分析里认为，追求绝对的真爱，本质上是在寻求母婴关系的重现。一个人对心灵共鸣和相互理解的需求，程度越深，越靠近早年关系，深到极致便是母婴关系。我们渴望不用多说一句话，就能被对方深深理解，一个眼神便得到灵魂的共振。但实际上这不是人与人之间真实关系的景象。成熟的成年人，是需要能够理解人与人之间的很多"不理解"。

而愿意耐受这种不理解，带有同情和关心逐渐走向理解的过程，则是两个人彼此重新发现的过程。这个过程远比外在形式的瞬时吸引更为珍贵。

弗洛姆指出，爱的本质是不断发展自身的全部个性，形成创造性的人格倾向，如果我们具备这样的能力，就意味着，我们将不断向内解锁自己的各个面向，释放创造力，带来持续的改变。如果我们能够像一本读不完的书，总有新注解、新篇章，同时我们基于对自己存在的肯定，因此对对方的变化充满真诚的好奇与关心，渴望了解和探索，那么两个人便能不断体验到穿越障碍的奇迹感。

倘若我们的内心尚未解锁，那么前来探索的人，便也无路可走，无关可通。

在这里，弗洛姆特别提到性爱，很多人容易将性吸引和爱混为一谈。但是由爱激起的性结合的肉体关系，很少有贪欲、征服或被征服欲，而是与温情脉脉相伴。

弗洛姆对这一点的理解和弗洛伊德有着不同，弗洛伊德认为温情是性本能的升华，但弗洛姆认为这并不是性本能的升华，而是兄弟之爱的直接产物，它既存在于肉体形式的爱之中，又存在于非肉体形式的爱之中。

这要如何理解呢？我想我们可以想象一下那种并没有温情相伴的性爱。当一个人只是对另一个人的肉体感兴趣，而对这具肉体之内的情感、思想、内在生命的独特之处毫无感知和关心时，这具肉体对他来说意味着什么？显然就是一个排解生理欲望的工具。人被去人格化了，这样的关系是一种局部的利用和满足。

而这样的性爱关系里，往往可能混合征服、贪欲和暴力的成分。性在此时并不服务于人与人之间深刻的共鸣与爱怜，而仅仅是满足自恋和生理需求的途径。

这也是为何很多人会对一夜情有这样的感受——空虚。因为发生联结的仅仅是肉体。而当其中一方把另一方当作工具时，他并不仅仅只是将对方工具化了，实际上他也阉割了自己作为人在情感和精神上的存在属性。工具化从来不是一个单向的过程，当它发生时，就意味两个人彼此都或主动或被动地放弃了人性中很重要的一部分。

而当我们在非肉体形式的关系上完全相互漠视，互不关心，毫无爱意时，在此基础上建立的肉体关系，本质上也和自慰无异，因为我们从根本上否认彼此的存在。

因此在亲密关系中，我们往往很容易听到这样的案例，在性生活里不被尊重和照顾的一方，很容易产生"自己不重要、不被珍惜"的感觉，因为性活动的本质也是一种合作，双方使用自己的身体使彼此获得满足与愉悦的合作。如果一方只顾自己而并不在意对方的感受，这自然会导致信任和亲密的破坏。

性活动如同生活里其他面向的缩影，两个人是否能在其他领域里相互尊重、理解和合作，这种基本的态度也将投射到性活动中来。性爱虽然排他，但它只在性结合上，在生活各方面承担结合带来的义务的意义上，才排斥对其他人的爱，不是在兄弟之爱的意义上排斥其他人。

深刻的性爱关系一定也伴随着承诺与意志。波兰最伟大的女诗人辛波斯卡（Wislawa Szymborska，1923—2012）曾说："爱吸引着我们，是的，但必须是兑现承诺的爱。"弗洛姆也指出，爱本质上是一种意志行为，是用自己的生命完全承诺另一个生命的决心。

爱上某人并不只是一种强烈情感，还是一种决定、一种判断、一种承诺。

我们在兄弟之爱上爱每一个人，但因我们各不相同，产生性吸引要求有某些特殊的个性因素，因此导致有些人相互吸引，对其他人则不然。

总结起来一句话：拥有兄弟之爱能力的人，更容易发展长久而深刻的性爱关系。而在性爱关系中，无论是"一旦出现裂痕就应该分道扬镳"的观点，还是"无论如何都不能解除关系"的观点都是错误的。因为关系应该如何进行的答案，并不在这些僵化的表面选择里，而是藏在我们充分实现自我的成熟和创造，同时践行承诺对彼此充分探索了解之后的那个路口中。

## 自爱

弗洛姆指出，在西方思想界，有一种观点是将自爱等同于自私。加尔文（Jean Calvin，1509—1564）则把自爱当成是一种"瘟疫"。而对弗洛伊德来说，自爱与自恋是一样的，自爱是把力比多转到自己身上。自恋是人格发展的最初阶段，在之后的生活中重新回到这一自恋阶段的人，是爱的无能者。因此，弗洛伊德认为，人如果把力比多投向他人，就是爱，投向自己，就是自爱。自爱越多，则爱他人的部分就越少，因此，爱与自爱是相斥的，从而得出自爱是邪恶的，无私是美德的结论。

　　显然弗洛姆在此处并不认同弗洛伊德的看法。弗洛伊德认为力比多总量有限，所以过度投注自身就会导致投注外部的力比多减少。曾奇峰先生曾说，我们可以将力比多等同于生命力，因此弗洛伊德认为把力比多过多投注给自己的人就会显得非常孤独和抑郁。

　　但弗洛姆对此存疑。因为他紧接着提出疑问："现代人真的是关心自己吗？是把自己当作具有智慧、情感和情欲潜能的个体关心吗？""或者说，难道自私不正是由于缺乏自爱而引起的吗？"

　　在这点上，我赞同弗洛姆的观点。我也认为自爱并非自私，也不同于病理性的自恋。我对自爱的理解，更倾向于科胡特①提到的健康自恋。在科胡特看来，自恋并不完全是贬义词，如果一个人有健康的自恋，和他打交道的感觉是令人喜欢，而非反感的。

　　所谓健康的自恋，是指相信自己经过努力会取得成功，相信自己是好的。一个人能够发展自己的能力，并且能够通过自己的能力发展自己的需要，也就是这个人的能力配得上他的自恋。这种健康的自恋既不会伤害到他人，也不会伤害到自己。

　　而病理性的自恋则是，一个人的自体（作为一个囊括整个心理结构的"主导"性建构）是吹大的，他通过自吹自擂或者幻想

────────

　　①　海因兹·科胡特（Heinz Kohut，1913—1981），自体心理学创始人，曾任美国精神分析协会会长。

自认为非常强大。当他开始无法满足自己的需要时，他就会变得抑郁。

病理性自恋的典型特征是容易伤害他人，因为要获得那种完全以自我为中心，让世界围着自己转的感觉就必然要控制他人，这可能会伤害到他人，而同时病理性自恋也容易导致自我攻击，因为当控制失败，现实不令人满意时，个体可能会陷入暴怒与退缩。

对于每个拥有健康自恋的人来说，我们都需要确认自己有胜任感，能够充分发展自己的能力。如果偏离这个方向，走向过度自恋，那么便可能发展成对他人的盘剥——自私，或者是自爱严重不足，丧失自我保护能力的情况。

一个会爱他人的人，势必首先会爱自己，因为他需要通过爱自己来实践爱的各种技艺，增加了解他人的可能。

在新冠疫情最开始的封城时期，我的一位同事告诉我，她因疫情不得不尝试自己做饭，在尝试的过程中，她发现辣椒的香味十分浓烈，那种香让她感到人间烟火气的温暖。当她告诉我这件事时，我借由她的愉悦体验而获得了快乐，同时，她也能够将这种满足感通过烹饪食物、分享这个过程中她得到的喜悦去滋养他人。但如果没有她首先对自己的这番照料发现和深刻的体验，又何来后面的分享和照顾他人？

弗洛姆也引用了《圣经》里的表达证明这一点，他指出："《圣经》里表述的'爱邻如己'，暗含着对自身完整性和独特性的尊重。……对他人的态度和对自己的态度非但不互相矛盾，而是连在一起。

"在所有具有爱他人能力的人中，我们都能发现一种爱他们自己的态度。就'对象'与我们自身而言，爱在原则上是不可分割的。真正的爱意味着产生爱的能力，它蕴含着爱护、尊重、责任和了解。它并不是被某人所感动意义上的'情感'，而是一种为被爱者的成长和幸福所作的积极奋斗。"①

我曾经有一位来访者，因为亲密关系和亲子关系出了问题来到咨询室。她困扰于为何她几乎奉献了自己的全部去爱自己的丈夫，而丈夫却离她越来越远。同样，当她节衣缩食、想方设法去满足孩子的需求时，孩子却经常不领情地拒绝她，甚至会对她发火。她说孩子生气时最常说的话就是："妈你干啥呀？我们家又不是吃不起用不起，你老是弄得好像必须得牺牲你自己才能让我和爸舒服，你想没想过这会让我多难受呢？"她听了这话，并不会觉得是孩子想要她好，反而会因为被拒绝而伤心，从而在下一次会更加努力地想要补偿孩子，结果这在关系里形成了恶性循环。

经过了一段时间的探索，她开始意识到，她其实并不懂得怎样是真正对人好，因为她从来没有尝试去认真地理解自己的需求，什么是想要的，什么是不想要的，即使想要的东西，到什么程度

---

. ① 艾里希·弗洛姆.爱的艺术[M].刘福堂，译.上海：上海译文出版社，2019:62.

是合适的，什么程度则可能变成负担。

因此当她为丈夫和孩子付出时，有许多付出其实并不是丈夫和孩子的需要。尤其是当这些付出建立在她自己过得很糟糕、匮乏的前提下，她的付出带给丈夫和孩子的并不是欣喜和愉快，而是沉重的内疚感和无力感。他们不止一次地对她说，先满足自己，把自己照顾好。无奈处于强迫性照顾他人状态里的她，是完全听不见也理解不了的。

在她意识到这一点时，她才知道自己的付出对身边人来说是多么沉重的负担，很多时候丈夫和孩子为了不让她伤心而勉强接受自己本不需要的东西，而这种被迫接受也加剧了他们关系中的冲突。她只给予而不接受的状态，无形之中让丈夫和孩子站在了亏欠和内疚的道德洼地，他们被她照顾着，同时也被她的爱限制和无声地指责着。

一个能善待自己的人，才能感知到关系里的边界和分寸。一个认真洞察和审视过自身需求的人，才能分辨需求的质地与分量。

而在这个案例里，这位来访者不仅忽视了对自己的成长和幸福所需要做的努力，也陷入了对无私的误解。

精神分析里对"无私"的分析，可以用一个词概括——病理性利他①，这种防御方式其实本质上还是在期待能够被他人同等地照

---

① 指无视自己的利益，以透支和损害自己利益的方式去照顾他人，通过这种方式替代性地让自己获得被照顾的满足感。

料，只是这种方式是将照顾自己的责任架在了他人身上，自然很容易招致失败和受伤。

亲子关系里，过分无私的母亲等同于自私的母亲，因为母亲若不能自爱，就会令孩子被迫成为她的拯救者，无论是显性的拯救者还是隐蔽的拯救者。

除了病理性利他，弗洛姆还指出，有些人只爱自己的血亲，对"陌生人"没有情感，这种现象是根本没有爱的能力的标志。因为人类之爱是通过爱一个个具体的人来获得的。大爱是由无数的具体的小爱构成，是小爱的放大，而自爱则是小爱的基础。

弗洛姆因此笃定地说："倘若一个人能够卓有成效地爱，他也会爱自己；倘若他只能爱其他人，他就根本不会爱。"

弗洛姆进一步指出，不会爱自己，才是自私者的根源。他再次点明弗洛伊德观点的局限。弗洛伊德认为自私者是自恋的，他们好像从别人身上攫取了爱再输送给自身。但弗洛姆认为，他们压根就不爱自己，之所以要去攫取他人的爱是为了掩盖他们在爱自己这件事情上的失败。

事实上我们如果有和病理性自恋的人打交道的经验，我们往往会有一种直觉，就是这个人很空洞，有一种徒有其表的脆弱感，如同气球，如果你尖锐地去刺探，他可能就会爆掉。这种直觉反映的是一种重要的感觉——他缺少主体感，如同一枚没有蛋黄的鸡蛋。正是为了掩盖内里的空虚，外部才要大张旗鼓，虚张声势。

在社交平台上，许多让人心生反感的网红或是炫富者，正是这种现象的代表。观众往往得到这样一种错位的信息，他们炫耀一切，仿佛在说除了这些其实我一无所有，尤其是作为人的最重要的部分：体会和消化情感的能力，接纳和表达的能力，深刻洞悉和理解这个世界以及其他存在的能力。为了掩盖这种重要的能力的不足，他们需要通过盖起浮夸的、物质的大厦来转移人们的注意力。

而这往往会催眠注视他们的人，将他们视为消费品，而不是一个有血有肉的活生生的存在。之所以有这种感觉，是因为他们在内心深处也如此看待自己，而这个信号通过他们的言谈举止无意识地散发给了看到他们的人。

反之，如果他们能够真切地关心自己，不仅关心物质的自己，消费者身份的自己，还关心身为男人或女人，一个具有独特生命经历的存在的自己，或许他们将会开始给自己喂养不同的东西，他们会去寻找那些真正重要的，能够让自己内心安宁的，可以稳稳地感知自己的存在而不依赖于外部评价的滋养，而不是以他人的关注为氧气。

在对自爱的解读中，弗洛姆用德国神学家、哲学家和神秘主义者梅斯特·艾克哈特（Meister Eckhart，1260—1328）的一段话作为结尾："如果你爱自己，你也就会像爱自己那样爱每一个人，只要你爱自己多过爱他人，你便不会真正地爱自己。如果你同样地爱所有的人——包括自己，你便会把他们当成一个人来爱，这个人既是上帝，也是人。因此，这个人就是伟大正直的人，他像爱自己那样平等地爱其他所有人。"

## 上帝之爱

什么是上帝之爱？是日复一日背诵他的话语，并恳求他的庇佑和照料吗？

显然，这并不是弗洛姆所认为的成熟的上帝之爱。这样的爱，更多的是一种依附，一种母婴关系的变形，一种对自身无力感的逃避。弗洛姆认为，对上帝的爱和对人类的爱同样具有丰富的含义，两者是相似的。

所有宗教中，无论是多神教还是一神教，上帝都代表着最高价值及最高的善。因此，上帝的特定含义，取决于人们自己关于最高的善的看法。这仿佛是在说，上帝依照自己的样子造了人，反过来，其实是人依照自己的样子，自己对世界、对最高的善的理解造了上帝。

什么样的人格结构会使人信仰上帝？弗洛姆指出了原始宗教信仰发展的三阶段：

第一，对动物的图腾崇拜。因为那时人类刚刚脱离自然，开始有智识的觉醒，但同时人类又需要能够在熟悉的关系里寻找到弗洛姆从儿时起所受到的宗教教育为他的人生和思想构建埋下了伏笔。从幼年时追随路德维格叔公深入研究《犹太法典》《希伯来圣经》，青年时受到拉比——尼希米·诺贝尔的影响，阅读科恩著述的犹太哲学经典《理性宗教》，开始形成自身思想，到领导建立"自由犹太人教育机构"，再到后来成为一名终身的犹太复国主义和民族主义的批评家，弗洛姆深入宗教、获得滋养并找到中立位置客观看待宗教价值的过程，无疑构建了他理解世界和人类内心的重要视角。晚年的弗洛姆时常从哈西德教派的音乐里获得快乐和宁静，虽然他是一位无神论者，但他在步入晚年时研究《希伯来圣经》，遵守安息日的规范并撰写《像上帝一样生存》时，获得了内在灵性的恢复及深深的稳定感。

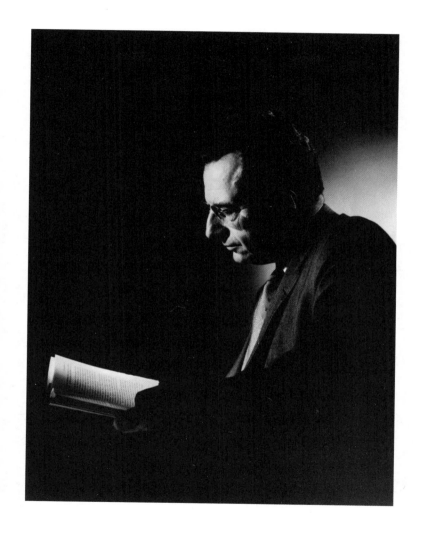

安全感，因此试图通过动物的图腾崇拜来确认这种关系纽带的协调统一。

第二，人类把自己制作的产品变成了神。这是对用泥土、金、银制成的偶像崇拜的阶段。事实上他们崇拜的是自己不断进化的技艺和力量。

第三，人类赋予神以人的形式。这和人类的自我意识的觉醒有关，只有人发现自己是世界上最高级、最尊贵的"东西"时才能出现。而这与两个方面有关：神的阴性与阳性，以及人的成熟已经到了可以决定神的性质和对神的爱的性质。

所谓神的阴性与阳性，其实指的是宗教中的母性成分和父性成分。如同人类社会的发展跨越了从母系社会到父系社会的阶段一样，宗教的发展也跨越过这样两个阶段。

在母性成分占主导的宗教阶段，人们渴望的是得到平等和全面的保护，如同被妈妈无条件爱着一样，在这样的宗教信仰里，人将得到极大的幸福感。然而这种平等必然随着社会发展的变化、等级制度及私有制的出现被打破。

我们可以想象有这样一个家庭，过去家庭对待财物的方式是母爱式的人人均分，不存在财物的保留或继承，因此也不存在对家族成员的评判或区分。然而现在这个家庭开始有了更多财产，它们需要被继承，这时就会发生变化，为了确保继承的财物不被浪费，家庭成员将不再被一视同仁，而是需要有所区分，出现高下之分，平等就被打破了。这时这个家庭就从母性的阶段跨入了父性的阶段。而社会等级和私有制是父系社会发展的产物，因此如果一个人要得到地位或是财产的认可就需要得到父亲的认可。一如天主教涉及善行的教义那样，人们需要在宗教中顺从和满足天父这个父亲的要求来博得他的爱。

宗教的发展在这个过程中经历了从以母亲为中心到以父亲为中心的变化，同时，从《旧约》到《新约》的变化，也揭示了上帝如何在人类创造的投射中，从一个专横跋扈的、把人类视为财产的残酷的父亲，转变成一个慈爱的、自我约束的父亲。同时，上帝从父亲的形象转变成了自己的原则——正义、真理、博爱，这其实是更进一步的象征化，也是一种更高级的提炼。自此，上帝不再是一个人、一个男子、一个父亲，而是成为各种复杂现象背后的统一原则的象征，是人类内在精神种子开出的花朵。

至此，我们可以感受到，人类对上帝的理解，其实折射出了人类对自身的理解，对影响和决定自身命运的那些力量的理解：先是自然，再是人造物，后来又是人的形象本身。人的出生和存活离不开母亲，进一步社会化需要父亲，而人类社会能够继续发展则需要人性内在整合了母性与父性的、有利于人类存续发展的共性原则，上帝就在人类这样的自我探索和发展中被同步创造和变化着。

在这样的发展趋势下，上帝越来越明确地被避免想象成为一个父亲，一个具体的人，而是成为宇宙万象背后的统一体，一切存在的基础，上帝变成了真理、爱和正义。这一点让我想到了斯宾诺莎哲学的基本观点，他认为上帝和自然是一体的，实体等同于自然与上帝。道在万物之中，如同上帝在所有自然之中。

然而人们对宗教、对上帝的看法的发展阶段是各不相同的。受限于个体自身的人格发展阶段，在信仰宗教的过程中，大多数人都没有在自己的发展里超越早期阶段，渴望着上帝如同自己的父亲一样拯救自己，而自己能够通过臣服和驯顺得到上帝的营救、照顾。

将上帝看作助人为乐的父亲的信念，在弗洛姆看来是天真的幻想。他也同意弗洛伊德对上帝观念的批评。弗洛伊德认为，在每个人的无意识中都保留了从懦弱不能自助的婴儿开始的所有发展阶段。问题是他已经成长到什么程度。他的成熟程度必然对应着他对上帝之爱的性质。

尽管有伟大的学者和少数普通人已克服了这种宗教观念，但这种观念仍然是宗教的主要形式。我曾见过信教的朋友，放弃在日常生活中妥善照顾自己的责任，却花大量时间祈求上帝帮助自己解决债务问题、保护身体健康，仿佛自己是婴儿，祈求着一个全能的父亲能突然间给予自己所需的一切。

那么那些伟大的学者和少数人如何看待上帝？

他们认为，上帝是无法被表述清楚的，是宇宙万象背后的统一体，一切存在的基础，上帝变成了真理、爱和正义。

如同物理学家希望用物理规律去持续追寻宇宙建立的规则，数学家希望用数学模型解释世界运转的奥秘。在朝向同一个真理进发的无尽道路上，科学用验证的规律持续地探索，而在科学尚未触及到的地方，则由宗教精神铺路架桥，这种精神，便是对真理、爱和正义的态度，对自己无知的谦卑的认识，对探索未知的永恒的热情。

落地到现实生活中，上帝之爱意味着正确的生活方式，在大大小小的事情中，实现与上帝同一的体验行为。

当然，需要谨慎的是，在追寻上帝之爱时，我们也可能会掉入陷阱。吉杜·克里希那穆提是这样描述这个陷阱的："我们并不是探讨求道心，而是在思考组织化的宗教里有没有真理。我们被宗教所束缚，认为宗教中有真理，只要宣称是印度教徒，自己是某某人物，自己能发现神，那么我就开始信教了。先生，这是多么荒诞啊！要发现神，发现道，必须具备至德；所谓至德（virtue），就是心灵解脱于束缚；唯心灵自由不羁，才能发现道，发现真理，而当你的心灵受缚于宗教组织及其信条，就不能发现真理。"

"为什么你要怀抱信条？显然，信条能给你安全感、舒适感，会给你指引。你的内心是恐惧的，你渴望被保护，你渴望依赖某人，所以你编织出理想，以免看清自心恐惧的真相。这样，理想就变成了行动的阻碍。"

　　因此，宗教精神并不等同于宗教里的教条，它们在很多方面是两件事，需要我们用自身的体验去验明。而这验明的过程，本身也是上帝之爱的一种体现，因为你在用一手资料，去求证和探索属于你的真理。

# 第三章 爱在当代社会如何瓦解

Chapter Three

事实上，在《爱的艺术》这本书里，弗洛姆对应内容的原标题是"当代西方社会的爱及其瓦解"。然而，我选择将标示范围的"西方社会"一词去掉。因为时隔数十年，弗洛姆在西方社会观察到的现象也在我们的社会环境中广泛出现，由社会文化变迁带来的关系挑战或已成为全球化的问题。

而关于爱的瓦解，我想这是一个非常容易被感知到的当代社会的现象。大都市里越来越多对亲密关系失去信心，拒绝婚恋的年轻人；流连于二次元而在真实关系前感到束手无策和恐惧的人；在许多地区和文化里流行的婚恋市场主义；被孤独的高墙困在独身状态，在友谊与爱情上都感到迷茫的精神流浪者；以及在社交网络上呼风唤雨却无力经营真实关系的人……如果你曾见过上述人和现象中的一种，也许你面对的正是爱在当代社会瓦解后的战地。

那么为什么会出现这些现象？究竟是哪些因素使得爱的建立在

当下遭遇了巨大的挑战？爱的理解在不同时代又是被如何定义的？我们如何识别这爱究竟是真实的，还是虚伪的替代品？面对这些令人忧心的境况，我们能对此做些什么？在本章里，我们将跟随弗洛姆找出这些问题的答案。

## 社会模式带来的瓦解

"如果说爱是一种成熟的、具有创造性特点的能力，那么，无论生活在哪种特定文化中的个人的爱的能力，都取决于此种文化对一般人的性格所产生的影响。"[①]

显然，社会是一个系统，个体是这个系统组织中的构成部分。当整个系统有着某种特征、标准及运作模式时，身在其中的个体将会不可避免地受其影响。那么在弗洛姆的眼中，他看见了一个怎样的社会呢？

一个由消费市场和商品经济决定的社会。这个社会的特征是：一样东西有没有交换价值并不由其本身的价值决定，而由它是否被摆在交易市场上，能否让资本所有者通过它获利来决定。弗洛姆认为"这种经济结构反映在一种价值的等级制度上"，而由此导致的结果则是"资本控制劳动，积累的财富尽管是死的东西，

---

[①]　艾里希·弗洛姆.爱的艺术[M].刘福堂，译.上海：上海译文出版社，2019:87.

却具有比劳动力、比人的能力、比那些活的东西更高的价值"①。

那这带来什么影响呢？放在今天我们生活的环境里，就是我们常常感受到的一种氛围：有没有价值不重要，能不能换来更多的钱才是更重要的。于是在这样的外在标准的约束和引导下，人们或许不知不觉就内化了一种"向钱看齐"的态度，自然，我们对一些人与事的理解，就逐渐远离了本质。

对此很有代表性的一种现象，是近年来大热的网红潮流。记得有次我在某地机场候机，穿过偌大的机场，看着一面面巨幅广告，全是各种明星代言，某些电子屏上还滚动播放着新近崛起的带货红人和他们的广告，我突然产生了一种感受，我们的孩子在这些日常场景中，集中能看到的职业展示和生活方式展示，几乎都是"明星""达人""网红"，他们代表着生活舒适，名利双收，光鲜靓丽，被人艳羡，于是他们自然而然地会渴望也成为这样的角色，而其他的那些职业，那些重要的但并不如此显眼的职业，则可能被归为受苦、不再受欢迎的职业行列。

智联招聘在2021年9月发布的《Z世代②职场现状与趋势调研报告》中显示，在"Z世代"年轻人最感兴趣的新职业中，与短视频相关的"视频博主"和"电商主播"排名第一和第三。其中，超

---

① 艾里希·弗洛姆.爱的艺术[M].刘福堂，译.上海：上海译文出版社，2019:88.

② 指1995—2009年出生的一代人，也称"互联网世代"。

过三成年轻人希望成为视频博主，每5个年轻人就有1个想尝试做电商主播。

但真实的情况是，没有很多低调但重要的行业和工种，比如基建行业、技术工种、科研生产……整个社会都无法存在，可遗憾的是，在市场宣传跟随着资本流动的方向而高度集中于短视频领域，以及"明星、网红好挣钱"的风潮影响下，很多年轻人没有机会去了解不同行业和工种的价值和意义，这将毫无疑问地给社会带来持久深远的影响。

这种由资本主导的外在评价体系，使得人们的选择倾向越来越雷同。而雷同，意味着个体远离或放弃了自身独特的特质。

另一个促使人们价值观发生巨大转变的因素，则是资本和企业的高度集中和极端细微的分工。而这个状况，用弗洛姆的话来说，"对现代人的个性结构产生深远的影响"，会进一步剥夺人的独立性，"使人失去个性，沦为机器的齿轮"。弗洛姆在此举了工会的例子，"单个工人被组织进一个庞大的劳动力组合里，由强大的官僚机构领导，代表他面对企业。"西方国家的工会文化和中国有很大的不同，我们的许多公司，尤其是民营公司没有工会，那我们是否有同样的状况呢？

当然有。仍以网红产业为例。一个人想要在某视频平台上得到影响力并转化成收入，他必须要有能力获得平台的扶持和流量，并且熟悉其中的各种玩法与规则。如果他无法直接和平台取得合作，也较难以个人能力摸清游戏规则，获得优势，他就需要有机构能协助他，于是，MCN机构便诞生了。个人将自己的能力和希望一并寄托给平台，并依靠平台去解决单凭自己难以解决的问题。当然，作为代价，个人的某些诉求与愿望也需要根据平台需要进行删减和压抑。

可能会有人说，个人不依赖机构就不会出现这种情况。但是对于很多个体来说，独自面对规模庞大的平台和高度复杂的游戏规则是一件不堪重负的事，是他的技能和心理状态都无法承载消化的挑战。尤其是专业度越高的专业人士，越不可能花费额外的时间精力去学习运营、营销相关的知识，细化的分工使得他们不得不将这部分需要和功能外包给以此为专长的人。

而这样的一种合作形态所带来的风险便是：机构若要在消费市场上取得成功，赚取利益，就必须持续地取悦用户，追逐用户的喜好。而当机构认定"买单为王"时，内容生产者在相当程度上可能会被迫抹除自己的个性去适应平台的要求，否则他可能会被剥夺各种支持、协助及曾经的投入。对于这样的平台来说，创作者的独特价值并不是他们所关注的，他们唯一有价值的方式就是让消费者买单。而因为分工的细化，创作者很难独自创造一种生产体系来摆脱这种局面，被迫成为庞大链条中的螺丝钉的他们，在消费主义的游戏规则中几乎没有议价权。

而至于"机器上的齿轮"，相信许多人都深有共鸣。很多销售岗位、服务岗位，以及在一个长链条里扮演着重复或单一角色的人，可能会有强烈的此种感受。他们很难看到自己的工作对整体结果有何价值和影响，同时自己似乎也可以随时被替换，即使有些人在看似需要创造力的岗位上，但如果遇到的是对个人想法不那么开放的环境，很快也会感觉到自己只被允许做很有限的一些事，并且必须按照原有的规则或流程去走。曾经一位在500强外资企业做中层IT工程师工作的朋友告诉我，他之所以离开待遇优厚和压力不那么大的工作岗位，就是因为所有的重要决策都由国外总部做好了，并且提供了模板，国内的公司及工程师只需要按模板把剩下的部分补充好就行，并不需要他们有很多的创造力，他因此感到成长受限，最终选择了离开。

在规模越来越大的企业机构，内部员工的零件化感受越来越强。对于外部的消费者，企业机构希望能够扩张覆盖版图，抢占用户心智并且引导他们，忠实于自己的产品，愿意越来越多地在自己的领域里消费。弗洛姆将企业的这类目标消费者形容为"趣味标准化，容易受影响、需求容易预测的人"。

"容易受影响，容易预测"，这些意味着什么呢？这或许意味着：当人被工具化，内在世界的兴趣、活力都缺乏实现的途径，个性也被抑制和剥夺，人们将无从感知更复杂的情感和需要，也失去了独立思考的能力。这将使他们更容易被整齐划一地驱使和控制。如果社会环境将消费主义作为唯一强有力的刺激，那么就像溺水的人极力想要呼吸氧气一样，被零件化的人也会将消费主义带来的刺激视作唯一可以确认自己存在感的途径。

同时，弗洛姆指出，矛盾的是，"现代资本主义社会需要人感到自由和独立，而不依附于任何权威、原则或良心——然而又是愿意被支配，愿意做期望他们做的事，愿意毫无摩擦地适应这个社会；需要不用强力而能支配，没有领袖也能领导，毫无目的也能鼓动——只想获得成就、忙碌、起作用或继续生活的人。"①

这种状况在当代世界越演越烈。2020年网飞的一部纪录片《监视资本主义：智能陷阱》（*The Social Dilemma*）向我们展示了社交网络是如何利用对人类大脑和心理的了解，以及算法技术的开发，而将人们的注意力握在手中，操控人们去满足这些巨头的利益需要。

而纪录片中的主角之一，在谷歌工作的特里斯坦，同时也被《注意力危机》（*Stolen Focus*，2022）这本书的作者约翰·海利（Johann Hari）深度采访，他是这样形容他和其他同事在谷歌所做的工作："每天都在塑造、再塑造着十亿人在世界上巡航的方式：他们该看什么，不该看什么。而实现这一切的，是在一间控制室，一百来号人弯着腰，坐在办公桌前，面对着小小的拨号器。就是在这样一个控制室里，塑造着十亿人的思想和感觉。"而特里斯

---

①　艾里希·弗洛姆.爱的艺术[M].刘福堂，译.上海：上海译文出版社，2019:89.

坦之所以知道，是因为他就曾在其中一个控制室里工作过。

　　智能手机、社交网络，在这样一群工程师和社会学家的眼里，已经不是工具，因为"工具并不会诱惑人"。如果你有一辆自行车，或是一把铁铲，当你不用它的时候，它会静静地待在墙角，并不打扰你，也不会试图占据你的注意力，然而手机和社交网络却会在你离开它们一段时间后，就试图通过算法传递各种各样的提醒，诱惑人重新回到这张网里，献祭出自己的注意力和消费能力。

　　这种社会环境带来的后果，用弗洛姆的话来说，就是人将疏远自己，疏远他的同胞，疏远自然。因为人已经变成了商品，他不仅是消费者，也是被消费的人，一个人的存在也变成了投资结果，值不值钱需要在市场条件下被衡量。而人与人的关系也是异化了的机器人的关系，每个人都在寻求安全感，希望能够符合主流价值，因此磨灭了个性，依附于群体。所以孤独、不安全感、焦虑感、内疚感成了许多个体的牢笼。

　　日本作家藤田孝典（1982—　）在他的《贫困一代：被社会囚禁的年轻人》里提到"黑心公司"，这些公司通过拼命地压榨年轻人来获取利润。过劳、加班、低薪成为常态，实际上这可能也是我们国家的许多年轻人在进入社会时会遭遇的境遇。普通的工资追不上通胀与物价飞涨，疯狂的工作强度，尤其是互联网公司，带来了极端的工作环境，将人的精力、心力和健康统统压榨殆尽。在新冠疫情之前，许多互联网公司中已成常态的"996"工作制度，引起不少员工猝死事件，都揭开了这种残酷的生活方式的一角。试问，如果是在高薪为王，健康甚至生命都可以成为代价的环境里，年轻人还如何能够有心力、有情感的空间，去投注在需要像艺术才能一样反复打磨和提升的爱与关系中？

爱的能力的苏醒和生长，离不开社会环境提供的宽容的空间。能够通过提升爱的能力从而从容地处理分离议题，个体才不会需要那些糟糕的"麻醉剂"和"止痛剂"，来逃避无法与人建立真实有爱的关系的无能为力，以及独自面对庞大孤独和无尽分离的恐惧。

而现在，这些麻醉剂正在盛行。

弗洛姆对于"何为麻醉剂"指出了两点。**第一点是严格的官僚主义化的、机械的工作程序，它可以让人意识不到欲望，意识不到对超越和统一和谐的渴望**。我想在当下这个时代，这句话可以增加一点变化，即不仅是严格的官僚主义化，还有"极端逐利的垄断主义"，比如托拉斯①和康采恩②，因为它们能够在更广的维度上对人们进行隐秘的集群式控制和管理。

而"意识不到对超越和统一和谐的渴望"则可以理解为，现代人在这种背景下，已经放弃了寻求自身的独特，或是认为自己

---

① 托拉斯：垄断组织的高级形式之一，由许多生产同类商品的企业或产品有密切关系的企业合并组成。

② 康采恩：由大财团控制的垄断组织的高级形式。

在追求独特，但其实已经被一种统一的价值观控制了自己的选择。真正地凸显个性和独立变成了一种危险的事情，因为这可能脱离主流而遭到边缘化，但实际上，带有创造力的超越可能会以另一种方式与人群建立联结，它并不是一种自我隔绝。可惜的是，在现有的社会背景下，人们认为两者是对立的、冲突的，是不可整合的。

弗洛姆指出的**第二点是娱乐业**，也就是我们俗称的"奶头乐"。人们获得满足的方式变得单一而干瘪，用感官刺激、购物消费、占有更多来替代对自身存在的感受和确认。"我买故我在，我开心故我在"，可是内心深处那种深刻的、来自精神世界的、与个体存在有着独特关联的欲望和情感，却被一再搁置。

无论是被迫且隐秘的控制使人整齐划一，还是如同调试程序一般用娱乐刺激使我们回避自己的心灵，弗洛姆均认为，爱之所以在现代社会出现瓦解，与现代人所具有的这种机器人般的社会特性是相关联的。

## 社会模式

社会是一个系统，个体是这个系统组织中的构成部分。当整个系统有着某种特征、标准及运作模式时，身在其中的个体将会不可避免地受其影响。

而爱的能力的苏醒和生长，离不开社会环境提供的宽容的空间。

# 现代爱情瓦解的两种"正常形式"

当人不再走心，不再用自己的本质去触碰感知自己和他人，而只是遵循着外部评价体系行事，就与机器人无异。当人们信奉一切可交换，一切皆交易时，婚姻和爱就被异化成两个机器人之间的关系。弗洛姆指出："机器人不能够爱，它们只能够交换它们的'人格包裹'，并希望公平交易。"[①]

在被异化了的爱情和婚姻关系里，存在着两种看似正常的形式，**第一种是"组合"**。

在很多描述婚姻美满的文章中都会强调男人需要如何对待他的妻子，他应该怎么做，而妻子又应该如何对待自己的丈夫，应该怎样行动——夫妻之间的理想关系应当是一种没有摩擦的关系，他们以礼相待，并且试图使对方感觉良好。

这种观点乍一看似乎没有什么大问题，好像是在教男人女人如何相处。但是仔细思考后，你会在其中感受到一种换了包装的"男

---

① 艾里希·弗洛姆.爱的艺术[M].刘福堂，译.上海：上海译文出版社，2019:91.

德"与"女德"的味道。我们都知道，这是一种教人如何教条化、规程化的方法，它的主要目标并不在于如何发现一个人的独特与复杂，而在于怎么把人装进一个套子里，一个看上去好看的套子里。至于里面怎么样，是不是爬满了虱子，卖套子的人并不关心。

因此弗洛姆指出，按照教条化模式生活的两个人，看似相敬如宾，实则是两个陌生人。并且彼此之间没有达到"中心关系"。所谓的中心关系，我认为那意味着两个人首先需要以真实的自我存在，同时对彼此有着深切的好奇与关心。

弗洛姆认为，"这种爱情婚姻观主要强调的是找到一个庇护人，以摆脱无法忍受的孤独感。在'爱情'中的人终于找到了躲避孤独的港湾。他们结成二人联盟以反抗这个孤独的世界，而这种双倍的个人主义被误以为是爱情和亲密。"[①]

这种关系的本质不是爱，而是一种通过交换的自我中心。它要求关系里的双方，我这么对你了，你就也得这么对我。我爱不爱你，不重要；我对你的特质是否了解和喜欢，不重要；我对你的情感情绪是否好奇和真诚地关心，不重要；只要我们符合某种规范，彼此之间的交易公平就好。如果这种交易达成，那么我们可以彼此做伴，认为我们很亲密。

然而这很可能是两个人的结伴逃避，逃避问题，同时也逃避

---

① 艾里希·弗洛姆.爱的艺术[M].刘福堂，译.上海：上海译文出版社，2019:91.

自己。对于婚姻和爱情的此种利用，张爱玲曾说过一句非常狠辣的话："结婚若是为了维持生计，那婚姻就是长期卖淫。"她以这种方式指出包裹在婚姻之下的经济动机，而可以裹在这张外皮之下的其他动机，包括对个人成长的拒绝，对心智不成熟的逃避，对孤独的恐惧，也一样能使婚姻沦为一种与爱无关的交易。

当然，即使是这样的观念，弗洛姆也说它是经过了发展的。因为在此之前，在第一次世界大战后的几年里，有一种观念认为婚姻不幸的原因在于结婚双方的性关系不够好。性技术的不成熟导致了亲密的问题，只要性生活能过好，幸福和爱情就将到来。

**这是第二种导致爱瓦解的形式，认为爱就是彼此间的性的满足。**

显然，这是在说"爱是性快感的产物"。这明显是错误的。精神分析的临床观察显示，性问题只是表象，真正的问题是一个人有没有能力让自己得到满足，他是否拥有爱的能力，如果内在的这个冲突或匮乏被解决了，性的问题也就迎刃而解。

为什么这么说？原因在于，我们如果要让自己得到满足，就必然要对自己有充分的理解和认识，这里面关乎我们的勇气和创造力。比如一个在关系层面上感到匮乏与孤独，并渴望亲密的人，如果不能去理解自己由于亲密匮乏带来的焦虑和空虚感，这种感受就可能被投射到食物上，变成盲目的"情绪性进食"，使我们被情绪驱动进食，而非依据身体的需要。食物成为一种无效的替代，替代了"亲密的，被人重视、照顾"的感觉。在这种情况下，他为自己提供再多的食物也无法得到真正的满足，唯有鼓起勇气真正看清自己的需要，才能创造匹配的满足。

所以让自己满足，意味着深度了解自己的各种需要，不逃避，不掩饰。这需要一个人足够敏感，来感知自己内在与外在的变化及其含义。而对身体，对性的了解，不过是这些了解中的一个局部。

其次，只有当一个人内在丰盈、不匮乏时，他才可能最如其所是地看待他人。一个急功近利又总感到缺钱的人，可能会把别人看作赚钱的工具；一个总觉得自己应当得到照顾却又没能被照顾的人，则很容易把其他人看作自己的保姆。这种局限狭隘的视角大大阻断了关系中能够流动的情感内容，也使双方作为人的部分在功利的目的上被压缩与矮化。而当人与人之间很难有深度的共情、理解、欣赏时，性的联结也意味着彼此都把对方仅仅作为满足生理刺激的工具，这样的情感是非常浅薄且狭隘的，缺少"彼此理解"的意愿和能力做基础，它无法发展成为爱，也会很容易随着生理刺激的减弱而消亡。

但如果我们能如其所是地看见和接纳他人，这意味着我们能在整个人的存在（being）的基础上相互悦纳，形成情感羁绊的因素也将被极大地丰富。在这个基础上，即使涉及性，性的背后也有着深沉的情感和深度的共鸣打底。爱比性的范围广阔得多。

弗洛姆指出了他认为的本质："爱并不是充分的性满足的

结果，而性快感——甚至对所谓性技能的了解——则是爱情的产物。"

## 弗洛伊德与沙利文的观点局限

精神分析对弄明白性和爱之间到底是怎样的相互关系这一问题贡献卓著。然而，在弗洛伊德的时代，也就是早期的精神分析观点中，却也有这样的错误观念：性是爱的基础，它提供了另一种推动。

首先是弗洛伊德。弗洛伊德的理论在当时影响面很广，而在弗洛伊德看来："一个人发现，性欲的（生殖的）爱给他提供了最大的满足，这样，这种爱实际上就成了他的一切幸福的一个原型，人们一定会在他的一生中继续沿着这条性关系的道路去寻求他的幸福，使这种生殖器的性兴奋成为他的生活的中心点。"[①]

当然，今天的精神分析已经经过了非常蓬勃的发展和沿革，弗洛伊德当年"性是一切行为的中心"的观点，已经被指出有其局限性，而他提出的性力（即力比多），也在经过了多年发展之后，从狭义的性演变为今天广义的"生命力""愉悦感"等。

---

①　西格蒙德·弗洛伊德.文明及其缺憾[M].北京：九州出版社，2014.

但不可避免的是，当时弗洛伊德的这个观点，使得人们愈发地将爱的体验"生物学"化了，与此同时，弗洛伊德将人们与伴侣结合的感受，那种融洽的、无限的、强烈的且有着神秘体验色彩的感受，解释为一种病理学的现象，一种"早期无限自恋"的重复。这个解读，显然否定和消灭了爱与结合中那些美好而健康的部分。

更进一步，弗洛伊德认为非理性的爱与成熟人格表现的爱之间没有区别。他在关于移情的爱的文章里指出，移情的爱与"正常的爱"呈现的现象在本质上没有区别。理性的爱，作为一种成熟的、辉煌动人的爱也不是我们研究的主要内容，因为它并不真实存在。

我们在弗洛姆的分析之下，以及站在今日的生活体验感受之下能够意识到，显然并不是这样的，但在当时，这样的理解和认为"爱是性吸引"的理解，成了一种主要观点。

弗洛姆指出弗洛伊德的这个观念所受到的三重影响：

1.弗洛伊德的思想部分地受到19世纪精神的影响。19世纪的欧洲社会，处于高度的性压抑与性焦虑中，道德观比法律还要严苛，人们迫切地需要得到释放的通道。弗洛伊德的观点也与"一战"后的主流精神相吻合，战争使得社会风气发生了变化，从强调储蓄转向了强调消费，并把消费、各种欲望的实现作为解决忧虑、获得满足的主要手段。这使得弗洛伊德的观点得到流行。这个观点在当时的主要作用是对维多利亚时代严苛道德观的反思，是一种对束缚的摆脱和抛弃。

2.资本主义结构下的人们对自身的定位和理解。资本主义为了使竞争、贪婪和占有合理化，需要证明它和人类的天然需要相统一，所以会在多个方面上，无论是经济学、生物学还是社会学，来证明人就是要不停地征服和占有。因此男性的本能就是在性欲驱使下征服所有的女性。

3.受到流行于19世纪的唯物论的很大影响。当时的人们相信在生理学现象中能找到一切精神现象的基质，因此弗洛伊德会将各种人类的情感欲望都解释为性本能的表现形式。但弗洛姆认为，弗洛伊德忽视了人类生存的整体性，包括特殊的社会结构对人们生活方式的影响。弗洛伊德认为如果可以毫无任何压抑地充分满足本能欲望，将带来精神的健康，但弗洛姆指出，这种满足非但不是幸福的基础，甚至保证不了理智的健全。

弗洛姆认为，弗洛伊德的观点恰好在那时契合了社会的需要，资本主义社会需要无止境的消费，不加节制的欲望的满足。

而另一位美国的著名精神分析学家哈里·斯塔克·沙利文的观点，也被弗洛姆拿出来与弗洛伊德的进行比较。弗洛姆认为，虽然沙利文的观点与弗洛伊德恰恰相反，但也仍有其局限。

沙利文的观点是怎样的呢？

在弗洛姆看来，如果弗洛伊德的爱情观是用19世纪资本主义方式对高高在上的父权制的描述，那么沙利文的描述则是指向20世纪异化了的、带有交易属性的人格演变，也就是"合作"与"协作式"地对抗孤独世界的关系。这一点和弗洛姆有着共通之处。

因为沙利文虽然将性和爱严格区分，但是他所认为的爱，是一种相互合作，让彼此满意，追求日趋一致，给予日益相似的安全感。而这个说法里，有一种带着交易感的互动，也就是"我让你满意，你让我更满意，而我也将越发努力地让你满意"。

同时，弗洛姆认为，在爱情中，彼此对对方未表现出来的需要的反应也非常重要，这意味着对对方深度的关切。而沙利文却认为，在爱情中，每个人都应该"调整其行为使之适合于另一个追求共同目的的人所表现出的需要"。这意味着沙利文认为，我们需要有所反应的是对方已表现出来的需要。

我想弗洛姆在此处反对的，其实是沙利文的说法里对人的深切关心与好奇的缺乏。双方的互动不是两个复杂、立体并兼具内在与外在世界的人的互动，而像是互相输入指令，期待接收方出色地执行。只有执行得出色，才符合爱与亲昵的标准。

但今天的我们都知道，带着这样的对感情的理解和期待，也许关系会陷入僵局。因为根据已经高度发展过的精神分析的理论，比如客体关系理论，我们知道，当我们努力去迎合对方的期待，同时也期待着对方能完全或者尽可能地满足我们的需要时，这里面或许并不是亲密，而是一种控制。我借由对你的奉献来换取我想要的东西，在这种控制里，我们不能够接受对方的拒绝和另辟蹊径，而这往往就变成了逼迫和冲突的来源。

　　非常典型的就是在婚姻关系中，一方努力顾家养育孩子，以放弃个人发展的方式，希求另一方对自己忠诚，把主要的经济收入都保管在自己手里，按照自己的期望陪伴自己。然而另一方如果因为发展的需要，需要暂时离家，比如动用一笔钱去求学，或者因为工作缘故无法如其所愿地做出令其满意的陪伴，放弃个人发展的一方可能会迅速把奉献转化为怨怼、争吵、阻止或是控诉不休。因为其实从一开始，这个奉献就并非是这个人发自内心想对家庭做出的贡献，而是渴望通过自己的放弃，来换取一些绝不会变的保障与安全感，而这就要求另一方也放弃自己生命的流动性。这样的关系，我们很难说它是一种真正基于彼此理解，互相尊重，以及诚实面对自己和对方的爱。

## 矛盾冲突型的几种爱的关系

在这里我们重点讲述四种类型：渴望父母而非伴侣的爱、高度控制的爱、由于父母关系紊乱而在关系中强迫性重复的爱和虚伪之爱。

首先是依附于父母形象的爱。这一类人虽然人已成年，但是心智仍在幼年，寻找伴侣时他们被无意识中的父母形象驱使，表面找伴侣，实则找父母。

关于这一点，我们文化中有个词曾有个很值得琢磨的说法，这个词就是"新娘"。由于在东亚文化中，男权主义在非常漫长的时期里都占据上风，女人被视作是家中的次等存在——服务者、劳动力；男人则是一家之主，是掌权者。很多婚姻中的女性需要在家服侍男性，生养孩子，照顾男人各种合理或不合理的需求，而男人则可以对家中的许多事情撒手不管。因此，新娘一词也曾被人解读为"新妈"，意思是，找了一个老婆，就等于给自己找了一个妈，什么都可以交给这个妈做，自己仍能像个宝宝一样得到无微不至的照顾。

　　而实际上，照顾成年的宝宝，可能是非常沉重和悲惨的任务。

　　弗洛姆在《爱的艺术》中举例说明了几种情况。第一种就是未断奶，仍像孩子一样渴望母亲的人，他们可能懂得如何吸引女性的注意，博得好感，他们有强烈的虚荣心，然而却没有多少责任心，他们只想沉迷于女性的崇拜，甚至为了得到这种崇拜会不断转换目标，他们幻想自己的一切都能被接受，被欣赏，被溺爱，一旦得不到便认为对方忘恩负义。弗洛姆认为这样的男人常把真正的爱与他们的多情行为及被宠爱的愿望混淆，并且自恋地认为自己是伟大的情人。

　　我们在生活中会见到这样的案例，一些男性认为自己有着很强的吸引力，因此要求女伴必须听从他的各种要求，一旦不从就可能会有言语羞辱甚至肢体暴力，同时他们却认为对方必须原谅他们，并继续爱他们，否则对方就是残忍无情的恶人。

　　事实证明，狂怒的成人婴儿是非常可怕和危险的，因为他有毁灭和杀死他人的能力。而在一种大力推崇和宣传自恋、自利，以及追求好处至上的环境中，拥有这样婴幼儿心智的人将越来越多。

　　在极端状况下，弗洛姆认为，一个人渴望的将不只是乳房，而是接受一切也毁灭一切的母体子宫。弗洛姆认为，"如果说神智健全的本质是挣脱母体走向世界，那么，严重的精神失常就是被母体所吸引，被吸引回母体——而这本质上是夺去了自己的生命。"①

　　为什么这么说呢？因为回到母体意味着全面抑制和阉割个体的自我功能，阻止发展的发生，这在精神层面上，就意味着个体的死亡。因为活着，就意味着持续地变化、生长。

　　弗洛姆认为这通常发生在以吞噬—毁灭式的母爱来对待孩子的母子身上。

　　其中，最极端的情况是受"代理型孟乔森综合征"这种精神疾病的影响。患有这种精神疾病的父母会故意制造孩子的残疾，并使周遭人相信这个孩子身陷病痛，无法自理，无法长大，只能终身依赖父母的照顾。

　　2015年6月，在美国的密苏里州斯普林菲尔德发生了一起凶杀案。48岁的女子迪迪·布兰奇死在家中，而凶手是她身患绝症和残疾的17岁女儿吉普赛。

　　而女儿杀死母亲的原因，正是因为从她出生3个月起，她的母亲就捏造病情强加于她，并且通过伤害她的身体，例如反复戳破耳膜，强迫医生为吉普赛动手术、注射各种药物，以及施加其他各种严厉的控制手段。这使得她严重营养不良，牙齿脱落，腿部肌肉萎缩，只能坐轮椅，而实际上吉普赛本来能够正常行走。

　　迪迪用女儿的病情换取社会的同情、赞美与源源不断的捐助，

---

　　① 艾里希·弗洛姆.爱的艺术[M].刘福堂，译.上海：上海译文出版社，2019:99.

代价则是她的女儿永远无法离开她，也无法过正常人的生活。发现真相的吉普赛最终通过网络找到帮手，杀死了自己的母亲。

这种通过虐待、伤害、造假而使孩子无法离开自己，并换取关注、他人赞美与同情的精神疾病，本质是对他人和自己的毁灭。需要注意的是，代理型孟乔森综合征适用于所有的"照顾—被照顾者"的关系，并不局限于亲子关系。

而在不那么极端的情况中，孩子或男性会被关押在一种二元关系里，他们只能以身边女性的眼睛看世界，通过她们呼吸，他们的心中只能有她们而无法容纳其他任何人，弗洛姆认为，这样的个体丧失了独立自主，永远像个罪犯或残疾人。

几年前大热的电视剧《隐秘的角落》，以及《小欢喜》里，都呈现了这样的母亲形象，孩子的生活方式被母亲限定，学习更重要，人际关系不重要，爱好不重要，光耀门楣才重要，并且他们都只能以母亲认可的方式来感知和看待眼下与未来的生活，于是，《隐秘的角落》里的男孩朱朝阳最终从乖顺而压抑的学霸"黑化"成拥有黑暗秘密的人，而《小欢喜》里的女孩乔英子绝望地站在海边想要自杀。

除了和母亲的异常关系会带来有问题的恋爱或婚姻模式，依附于父亲的人的身上，也会发生神经症性的关系模式。

比如，在一个父权至上且母亲冷酷或冷漠的家庭里，爸爸同时扮演着"好父亲"和"独裁者"的角色，通过表扬、深情、惩罚与斥责来调整孩子的行为以求自己满意，孩子可能就会完全以父亲的喜好为核心，体验极端反复的幸福、满足、丧气与失宠。弗洛姆称之为"奴性的依附"。这样的人成年后，将内化父亲的这一系列标准，他会顽强地追逐父亲曾希望他获得的成就，并以获得和父亲相似的权威认可为目标，但同时，他们对女性可能非常冷漠或者并不那么尊重，却经常像父亲对小女孩那样对异性表达关心。也许起初这个带有父亲色彩的男子汉气质会吸引女性，但随着时间流逝，失望会越来越多，因为女性无法真正地拥有一个丈夫，她只能且必须当一个小孩、一个配角，而她唯一能拥有的就是这个待在父亲位置上下不来的"假丈夫"。

这样的关系在我们的文化里也并不少见，大男子主义中往往也囊括了这种关系类型。近年来被口诛笔伐的"爹味文化""丫头文学"，指向的也是对这一类关系模式，以及拥有此种心智状态的男性的批判。这当然也可以看作是我们性别文化上的一种反思和进步。

临床上，类似的母亲也会带来相似的问题。一个生于父亲疏远、母亲高度控制家庭中的女孩，从小体验到的是父亲缺席，偶尔出场也是无比严厉；母亲提供的则是紊乱型依恋，严厉起来不分青红皂白，但是一旦满足起女孩来又毫无节制。在这种环境下长大的女孩，成年后始终无法建立一段正常的恋爱关系，她既没有和父亲亲近的样板来体验和男性亲近互动应该是怎样的渐进过程，同时和母亲的混乱依恋又让她对亲密关系的距离无从把握，远了觉得被抛弃，一旦对方要认真靠近，又会因怕被控制而无比恐惧和焦虑。就这样，她虽然已经年过25岁，仍然没能成功建立起一段长期稳定的亲密关系。同时，挑剔、好批判的母亲让她对权威充满矛盾情绪，一方面渴望打败权威，一方面又想要获得权威的认可。这种态度被转移到恋爱对象身上，于是比她智识低的她看不上，比她高的却只会激发她的竞争欲，亲密无能和竞争，变成了从童年长出的两道枷锁，顽固地阻碍了她的亲密关系发展。

　　弗洛姆讨论的第三种形式，是一种双亲关系紊乱造成的复杂情况。比如父母关系并不和睦，他们压抑自己不发生冲突，但是他们的疏离会让他们和孩子的关系不自然。在这种情况下，孩子感受到的是虚假的"适当"，而孩子本身会陷入困惑和恐惧。

　　这带来的结果是成年后的个体将会无意识地寻求受虐的关系。实际上这是一种创伤的重复。对于这样的人来说，如果遇见一个平静的、善解人意的伴侣，这会令他们感到强烈的不安，因为他们习惯的是冷漠和退缩的关系，善解人意在他们身上可能会被体验为一种侵入性的感觉；另一方面，人们在情感上感到舒服，与感到安全并不是一回事。安全感不等同于平静与温暖，而等同于熟悉。如同一个幼时在脏乱差的环境里长大的孩子，成年后若去到非常干净整洁又明亮的空间，首先感受到的可能是紧张不安、局促失控，他并不能在一个他非常不熟悉的环境里自在放松。

因此，体验不到亲密也没有机会学习冲突和和解的人，未来只能通过制造关系里的疏远与冷漠，来维持熟悉的感觉。

第四种虚伪之爱也是非理性的、不成熟的爱。弗洛姆提到了两种形式：偶像之爱与伤感之爱。偶像之爱很好理解，即一方将另一方视为完美者，视作光明与幸福的化身。有时它还会化身成"伟大的爱"，让人误以为这种爱十分了不起。

我的一位同行曾告诉过我这样一件事。她在一次公开讲座上认识了一位同龄人，这位女性听完她的课后十分喜欢她，就添加了微信，并时常在微信上问候她，试图与她互动，她也出于礼貌时有回复。然而事情逐渐走向诡异，这位狂热粉丝不仅经常转发她的朋友圈，穿着打扮试图模仿她，甚至在朋友圈里看见她的某些生活需要，也试图代劳安排，还通过一些照片推断出她所住的小区，希望能亲自送些礼物给她。除此之外，她经常表达倾慕之情，认为这位同行能够做到一切她做不到的事，并且没有任何事能难倒她，因此会就各种各样莫名其妙的问题询问这位同行的建议，甚至不惜大量暴露自己的隐私，而这位同行的感觉是非常压抑和烦躁，甚至有一丝害怕，最终她删除了这位粉丝的微信。

被视作完美，对心智健全的人来说并不是一件好事，因为捧上神坛就意味着被镀金身，你在崇拜者眼里不再是活生生的你，而是一个被滤镜化的你，为了满足他们的需求，你必须让自己维持可被他们崇拜的样子，这意味着一种隐形的控制。弗洛姆还提到，有时也有两个人互相崇拜的情况，但在极端状况下这样做会显得像个傻瓜。

一位因为人际关系困难而来到治疗室的女性，提到自己总被人嘲讽和吐槽"太做作"，原因是她在其他人面前提及自己的丈夫时，从来不叫丈夫的名字或者称呼其为自己的先生，而是会带着尊称，称呼他为某某老师，甚至在发朋友圈时，也常常会写："某某老师今日让我有了重要的领悟……"而她丈夫对此乐在其中，经常在社交媒体上与她互动，称呼她为某总，以至于常常有人留言问他们到底是什么关系，甚至有朋友悄悄问她，她和丈夫是不是在做传销，所以要刻意打造此种人设。

显然这样一种别扭的关系脱离了人之常情，他们不像两个正常的伴侣，更像是彼此的广告商，为对方撒金粉，我们可以猜测，他们或许在用美化装饰去回避彼此身上真实平凡的部分，满足自恋的需要。

另一种虚伪的爱是伤感之爱。伤感之爱的特点有两个，一是"只在想入非非中体验爱情，而不是在与一个具体的人的现实存在中体验爱情"。

有这样一个临床案例。一位28岁的女孩来到咨询室，她已经单身了5年，一直渴望爱情，但是当真的有人追求她时，她却一方面答应，另一方面拒绝和对方进行每周超过一次的约会，不允许对方触碰到她的身体，哪怕只是排队时站得近一点贴到后背。对方和她外出，夜间怕她冷脱下外套给她披上，也被她嫌弃地拒绝。回到家里看到电视剧中的恋爱桥段，她会十分激动，而事实上她那可怜的男友如果牵她的手，可能只会得到她毫不留情的推搡。

当咨询师询问这个过程中她的感受变化时，她形容，看电视或漫画中的恋爱场景，她会感到非常愉悦，但是一旦要和真实的人相处，她就会觉得不干净，又丑又尴尬，甚至男友在家做饭身上沾染了油烟味，她也会不自控地感到厌恶。

弗洛姆对这样的关系，描述为"只要爱情对他们是白日做梦，他们便能够分享他人的爱；一旦回到他们两个具体的人之间的现实生活中，他们便冷漠了"[①]。这不啻为一种爱无能。

伤感之爱的另一个特点是在时间上把爱抽象化。一对夫妇可能可以通过回顾过去而获得感动，通过畅想未来而获得幸福，但就是无法真正地在此时此刻彼此善待。一旦回到当下，他们就可能心生厌倦和厌恶。因为停留在"现在"需要面对现实，而回到过去或考虑未来，需要面对的只是幻想而已。

而在这一类神经紊乱型的关系里，弗洛姆指出，发挥作用的心理机制正是"投射"。所谓投射，即将你自己的东西归结到别人身上。而这么做的目的，是为了排除焦虑、罪恶感、无法接受的欲望和其他情感，用来保护个人内心得以安宁，当然，后果就

---

① 艾里希·弗洛姆.爱的艺术[M].刘福堂，译.上海：上海译文出版社，2019:103.

是我们的现实检验能力将会下降，判断力和观察力也会跑偏，并造成很多人际关系问题。

如果一个人陷入投射，就可能会倾向于认为自己完美而对方一身毛病。如果一对伴侣都常用投射，那他们将无法真正地彼此了解，而是忙于相互改造；显然，这种状况多数以失败告终，因为改变他人永远是世界上最不可能也最易失败的事。

弗洛姆提到，投射机制可以存在于个人、群体、国家和宗教方面。这个由弗洛伊德在1894年提出的防御机制直到今天仍在影响无数的人与关系。

弗洛姆显然是很关心孩子的。在谈完成年人之间的相互投射后，他也谈到了父母对孩子的投射，比如夫妻婚姻失败却投射性地认为不离婚是为了孩子。看到这里，我不得不佩服弗洛姆，他总结的现象常常跨越文化与时空，非常精准地呈现了高度一致的社会痛点。

实际上，不幸却不肯离婚的父母，非但不可能给孩子一个真正的，不是表面意义的家；相反，他们会给孩子非常绝望的示范，那就是人是无力为自己的命运负责的，人也无法在受挫之后振奋和创造。因为比起彼此敌对甚至互相虐待的关系，面对一个人的命运更为恐怖，否则为什么他们不离婚，去迎接自己的自由和未来呢？

## 投射

为了排除焦虑、罪恶感、无法接受的欲望和其他情感等，人将理由归结到别人身上，以此来保护个人内心得以安宁。

投射机制不仅存在于个人，也存在于群体、国家和宗教方面。

## 爱的证据：成为而非逃离

关于爱的另一种误解，在弗洛姆看来那就是"爱必定意味着没有冲突"。人们对这一点的笃信如同人们坚定地认为，在任何情况下都要避免痛苦和悲伤。实际上我们现在知道，这些情感其实也非常重要，它往往关联着我们非常深层的需要和渴望，以及有关我们自身的特质的秘密。

为什么人们害怕冲突呢？弗洛姆指出，那是因为他们看到或认为，所有的冲突都没给任何人带来丁点好处，只是互相伤害。但实际上真正的原因是，多数人的"冲突"是试图避免真正的冲突。这句话怎么理解呢？就好像一对情侣总是为了鸡毛蒜皮而争吵，因为他们在无意识里试图用这些矛盾转移真正的重点，他们内心真实的想法是：他们并不合适，但他们也无力面对孤独。

所以，真正的冲突其实能够帮助人们真诚坦率地澄清事实。弗洛姆认为这有"净化精神"的作用，并"让两人汲取更多的力量和知识"。

在这一点上我有切身体会。我的一位朋友因为多年好友的失礼行为而气愤，对方未经她同意将她们的聊天记录发到了同在的朋友群，朋友感到被背叛和嘲笑，于是决定和对方断交，但是内心又气不过。在得知这件事后，我鼓励她在群里直接表达自己的不满，并且要求对方对此做出解释。她挣扎良久后终于发出了这些消息，没想到对方立刻打来电话，很真诚地道歉，告诉她自己是不小心发错了，又想遮掩，结果导致越抹越黑，而自己又很胆小害怕，拖久了更不敢道歉，其实自己应该一开始就真诚道歉……对方说得极为诚恳，还感谢她终于来质问自己，让自己有机会解释，维护彼此的关系。听到这里我的朋友一下就哭了，因为其实她也很在乎对方，也很困惑，也难过于自己之前没能维护自己的感受而选择了退缩，使得她们关系的修复被推迟了很久，而这个真实的冲突和后来的沟通让这一切都得到了解决。这个电话的最后，两人重归于好，朋友也体验到了原来冲突有时是加深了解与真正和解的开始。

　　这也是我的体验。在我的经验里，我感受到的多数是，当我勇于面对自己真正的需求，用"不含诱惑的深情和不含敌意的坚决"去与对方沟通时，往往会获得意想不到的彼此滋养，因为我们通过袒露自己，彼此亲近和互相了解，相互获得了领悟与力量。

　　弗洛姆在指出冲突的这一特点后，写下了一段感人至深的文字：

　　　　只有发自两个人存在的核心的相互交流，两个人都从核心感受到自己的存在，爱才是可能的。人的真实性只存在于这种"核心的感受"中，这里是活生生的，这里才是爱的基础。因而感知到爱是一种永恒的挑战；它不是一块供歇息的地方，而是一起行动、一起发展、一起工作；甚至不管是和谐还是冲突，是快乐还是悲哀，都从属这样一个根本事实：双方从生存的本质感到了自身的存在，他们成为自己，而非逃离自己，并在这个基础上，与对方合一。爱的存在只有一条证据：双方关系的深度以及二人各具的活力和力量；这是爱的果实，能识辨爱。①

---

　　①　艾里希·弗洛姆.爱的艺术[M].刘福堂，译.上海：上海译文出版社，2019:105.

# 一切皆是成功学

弗洛姆指出，机械式的人不能互爱，他们也不可能爱上帝。对上帝之爱的破裂与人类之爱的瓦解达到了同一程度。

他举例说道，中世纪人们信仰上帝，把上帝看作父母，同时他们把按照上帝的原则生活，视为生命的首要目的。"被拯救"是他们最关心的事。我们可以将这样的情况简单地概括为"心有畏惧"。但今天人们已经不做这种努力了。当代也有人信仰上帝，但是已经不再在意按上帝的原则生活。虽然偶像式的上帝崇拜再次复苏，但是这个复苏指向的物质生活的舒适，建基于冷漠无情和利己主义的世俗努力。

弗洛姆形容道："宗教文化中的人类似一个需要父亲的帮助而又开始在生活中采纳父亲的教导和原则的8岁小孩。当代人却像3岁的孩子，需要父亲时哭喊着向父亲求援，能玩耍就很满意。"

弗洛姆认为这更类似于原始部落的偶像崇拜，而非中世纪的宗教文化。而这种新特点，与资本主义下的社会结构有密切关联，因为"人们拥有的所有一切都只为求得一场平等的、有利可图的交易。除了过日子，生活没有目的；除了公平交易，没有任何原则；除了消费，没有任何满足"。

这种状态下，人们为什么还要信上帝呢？当然是因为信奉了有可能带来更多利润，更多消费，更多市场意义上的功成名就。于是，上帝的观念从原来的宗教意义转化为适应追求成功的文化。宗教，成了一门另类的成功学。

弗洛姆甚至提到，宗教在现代的复兴、对上帝的信仰，转化成了让人们更好地适应竞争的心理学手段。通过复兴后的宗教来帮助人们保持愉悦和积极状态，换取更多成功，不得不说这非常讽刺。

也因此，弗洛姆认为，人们在使上帝变成经营中的伙伴，而不是在爱情、正义和真理中一致。上帝的爱已转化成遥远的宇宙公司总经理，人们信奉他时，就像亚洲文化里的商人信奉风水一样，我们承认了这种神秘力量的领导，并期望通过信奉与服从，平等地和他交换更多的利益。

# 第四章　爱的艺术实践

Chapter Four

探讨完了关于爱的理念问题，我们必然会来到如何实践爱的艺术的部分。然而弗洛姆在《爱的艺术》一开场就回答我们，他教不了大家如何去爱，就如同精神分析师不会回答来访者"怎么做"的问题。因为直接给出的答案，若无法和听者的内在体验、真实感受结合，就会沦为一种架空于当事人的指导。因此，弗洛姆指出，"爱是一种每个人都只能通过自身并为自身获得的个人体验"。当然，对通往爱的艺术的途径的探讨，可以帮助我们掌握这门艺术。

　　如同任何一门艺术，爱的艺术需要实践，而要获得切实的提升，离不开四个实践要求：规范、专心、耐心和予以最大关注。不仅如此，我们需要意识到，过度的自恋是如何造成了爱的困难，而想要实践爱，我们需要谦恭、客观和理智地发展，还需要有并非通常意义上的"信仰"的加持。

　　当然，如果我们把爱的实践的结果全部视作个体的责任，也将使我们看不见这个过程中的真正的困难。人是社会系统的产物，社会的形态、运作的规律、崇尚的宗旨，也将影响并塑造每一个成员，形成他们在爱这件事情上的态度与行为模式。因此，在这个章节的最后，弗洛姆也将带我们看到这一宏观的影响如何造就了个体在微观上的困境。

综上所述，每一个想要学习如何实践爱的人，都必须回答这几个问题：如何理解四个实践要求？怎样才能拥有客观、理智的态度？如何能够识别自恋的干扰并尽可能将之降到最低？弗洛姆指的信仰究竟是什么，我们如何拥有它？

接下来，就让我们一起在弗洛姆的经验中寻找答案。

## 规范始于自发和快乐

　　**首先是规范。** 弗洛姆指出，"艺术的实践首先要求有规范"，心血来潮的尝试和非规范的方法，带来的结果只可能是一种业余消遣，即使它美好有趣，也无法使我们掌握此门艺术。

　　规范既可以指一种训练所需的动作模板，也可以指围绕某个目标所产生的一系列要求和标准。而在词语释义中，目标本身就包含了"标准"的含义。

　　同时，规范还意味着一种有序。在曾奇峰先生的文章《顺序》中，他就曾特别强调："人一生要过得安稳幸福，也需要按顺序来。也就是在该做什么的时候就把什么事情做好，顺序一乱，失去机会不说，还可能使心中方寸亦乱；在不正确的时候做不正确的事，既会事倍功半，也会让做事本身变成一种苦差事。"[①]

　　他还指出，"一个人内心的纷扰，很大程度上是因为，在他的内心有很多愿望同时要求被满足，相互之间产生冲突，宁静就

---

　　① 曾奇峰.你不知道的自己[M].北京：北京联合出版公司，2018:297.

被打破了。"①

　　曾奇峰先生认为，小到一件衣服怎么洗最合理、最省力，大到规划人生的发展顺序，本质都是相通的。因此，我们可以这样理解，如果在我们尝试实践的过程中，我们既无法达到标准，也不能遵循训练此种能力所必需的顺序，我们自然无法达到"从陌生到成熟"的发展。

　　然而在弗洛姆看来，当代人对于规范，表面上看再熟悉不过，例如一天八小时日复一日地规范工作，但究其根本，这种规范的态度是两极化的：被迫遵守或是彻底反抗。

　　他指出生活中的常见现象，工作之余人们总想游手好闲，有气无力，工作之外绝大多数人都没有什么自我规范，而造成这一现象的，正是来自人们的"被迫"。他们所做的工作并非出自自己的目的，也不能以自己的方式完成，工作节奏规定了他该怎么做，因此人们内心充满反感，一旦脱离工作就希望得到"彻底的放松"，甚至由于这种反抗愿望过于强烈，孩子气的反抗方式发展到极端，会变成对一切规范的抵抗，而这毫无疑问会给个体的生活带来破坏与混乱。

　　在当代职场上常见的拖延，或许就可以用这组矛盾来解释。许多员工在工作中很难有机会体验自己的存在，他们的声音不被重

---

① 曾奇峰.你不知道的自己[M].北京：北京联合出版公司，2018:298.

视，也很难有机会去试错或是尝试新方法。当他们被迫只是为了领导的要求而去机械执行时，内在对于自我存在感的需要就会使得他们以拖延这种方式，去拒绝和"充满机械感"的指令相融合。但是拖延只是缓兵之计，工作任务仍要执行，只是我们在这里需要看到，拖延成了一种潜意识里自我保存的手段。当然，如果外在的压力持续不断，最终超过了个体承受的阈值，拖延可能就会进一步衍生成严重的工作事故，或者是身体及心理健康上的问题，让员工不再有能力去执行他抗拒的任务。这也是一种无声的反抗。

生活中这样的现象也很多见：要求整洁的母亲为孩子规定了房间的打扫标准，并且不允许孩子在此规则上讨价还价，哪怕是基于个人意见的协商。在孩子还小时，他尚且能遵守，尽管内心不情愿。然而当孩子到了一定年龄，他突然开始拒绝打扫房间，从某处的混乱开始，迅速扩展到对整个房间整洁程度的放弃。如果母亲因此频繁地和孩子发生激烈而无效的冲突，孩子可能会迅速地放弃遵守和母亲有关的一切规范，比如晚归时间、晨起时间、游戏时间等。如果冲突继续蔓延而亲子双方得不到有效的沟通和彼此理解，孩子的对抗倾向则会进一步扩散到母亲以外的其他人身上。在激烈的强化中，孩子将遵守规范体验视为自我主体性的湮灭，而将反抗规则，对着干视为确认自身存在的首要途径。毫无疑问，这样的孩子将走许多的弯路，而达到自身成长目标也会变得越发遥不可及。

　　弗洛姆反对刻板的规范，比如有一些告诫是：早起，不沉溺于不必要的奢侈生活，努力工作。弗洛姆将此类规范形容为"刻板、独裁"。他会有此结论，恰与他的个人生活有着密切关联。

　　弗洛姆与他的第三任妻子安妮斯感情极为深厚，是那种"每天都要写几封短信来表达浓情蜜意"的关系，据说他们在一起，没有一天不拥吻。安妮斯与弗洛姆的生活习惯很不同，弗洛姆习惯早起，而安妮斯热衷晚睡，这恰好给了弗洛姆表达爱意的机会，他会在其枕头上留下柔情蜜意的小纸条，并亲昵地称她为"小懒虫"。

　　安妮斯不是知识分子，很少阅读弗洛姆在读的书和作品，但这也并未阻碍两人的交流。在弗洛姆眼中，安妮斯是一个热情洋溢、魅力非凡并热爱生活的女人，她独特的气质使弗洛姆也获得了更多活力。

　　此处，如果信奉刻板规范，害处就会显现。弗洛姆和安妮斯是有着很大差异的人。如果弗洛姆信奉人必须早起，那安妮斯得到的必然不会是理解与呵护，而是贬低与苛责。而安妮斯不如弗洛姆那般博览群书，且还有时不时购置优雅服装的需要，可能也会被视为糟糕的品质。因此，弗洛姆认为，越刻板苛刻的规范，越容易引发反抗和相反的效果。

　　弗洛姆赞同符合常识的基本规范，例如不沉溺逃避现实的活动，娱乐饮食要有所节制等。同时，他提出了两种规范，第一种是积极的规范。它的特点是，它来自于自身意愿，其次，它通过科学的渐进让人逐步适应，最重要的是，它能让人感到快乐。

而另一种对规范的理解则可能是消极的，即认为遵守规范必须要感到痛苦。这种体验，显然带有受虐的气味。一如前文我们所提到的母亲与孩子的故事，当母亲为了执行规范而忽视了对孩子的理解和引导，只是不断地采取粗暴要求和责罚，这就已经使得孩子遵守规范的体验染上了痛苦和受虐的气味。

所以在这里，我们或许能够发现，建立让人甘之如饴去遵守的规范，并不是一件简单的事。规范的本质是一种规律，一种能让人或事物在其中有序地变得更好的规律。它需要合理的秩序，更需要制定规范的人对执行规范的人深刻的关心，无论是企业主还是孩子的母亲，他们必须首先了解对方的特性，内心的需要，在关心和爱护的基础上邀请对方来共同完成规范的制定，这是一种合作的关系，而非强迫和压制的关系。

能够被人长期并深刻执行的规范，必然呼应了人们内心中的深层需要，也能够与人的积极的情感体验同频。它应能尽量减少人们的痛苦，并协助人们实现自尊、自信和自爱的增长。更重要的是，这个规范能否如其所是地带给人们它所承诺的体验。如果制定规范的人宣称该规范能帮助人们获得成就或幸福，而遵循的人感受到的只有枯燥和痛苦，那么这种规范最终必将崩塌。

## 专心意味着独立、敏感及松弛的机警

**第二个重要的实践要求是专心。**弗洛姆强调，专心是掌握一门艺术的必要条件之一。然而弗洛姆认为，在当下的文化里，"专心致志比自我规范更罕见"。因为人们急于在同一时间里做更多的事，在意识层面上，我们渴望同时干很多事，或者占有很多物，而这导致了分心。

除去外在环境的干扰，如果用精神分析的视角来理解，分心或许也和我们潜意识里的匮乏感有关。匮乏感的由来最早可以追溯到母婴时期。由于育儿意识的缺少，一些母亲在照顾婴儿时，可能会忽略婴儿的某些需求，或是不能及时响应。饥饿、寒冷……这些基本的生存需求无法得到及时充分的满足，会使婴儿陷入巨大的恐惧感和毁灭感中，这是人类自降生后最早期的匮乏感的来源。儿童随着养育过程的推进而逐渐在精神层面和现实层面发展出的复杂需求，如果遭到过多的挫败，这些挫败的体验也会逐渐沉淀到潜意识深处，形成"我很缺，很容易被剥夺，美好事物很容易消逝……"的内在感受。甚至在具体的事件被遗忘后，这种感觉仍然能盘踞在内心深处，影响着一个人后来的生活，比如一些在20世纪60年代经历过饥荒的人，日后会形成对事物的执念，尽管不缺吃喝了也仍然要顿顿大鱼大肉，来弥补曾经遭受的匮乏。他们也可能走向另一个极端：极度节省。即使剩饭剩菜放了好多天也舍不得扔。无论是现实层面体验到的物质匮乏，还是情感养育中的内在匮乏，最后都可能会变成内心体验，并转化为占有的欲望。

匮乏感不仅会使得人们恐慌、焦虑，还总会令人感觉自己不够好。因为我们可能会认为自己的外在有不足，内在有空洞，这让我们感到需要争得更多资源，占有更多东西来让自己变得更好。于是这进一步驱使我们想要去和他人竞争，努力地靠近一些所谓代表着完美的外在标准，由此来界定我们存在的意义。而这恰恰就陷入了由社会文化缔造的牢笼，比如，消费主义将物质与完美生活等同。1948年，出于对消费主义可能降低幸福感的担忧，《生活》杂志赞助了一场圆桌会议，当时已从德国移居美国的弗洛姆也位列其中，他在会上警告说，人们正利用休闲来逃避现实。而分心，本身就是逃避方式的一种，它意味着不深入也不投入任何一种可能需要我们认真对待的事物。

所以，如果一个社会的体系压抑了人们的情感，使得他们被迫处于一种机械化的生存状态中，那么这个体系就是在批量制造匮乏感。无法实现自我价值，无法得到自尊、自信体验的人们会试图通过社会允许的方式来占有有形或无形的事物，或是用娱乐分散自己的注意力来填充或忽视自己内在的空洞。而这种攫取与逃避的欲望并不能让人们安然、深入地与周围的事物和人建立关系，它制造的急迫与焦虑，使人们越发远离自身的体验和对事物本质的理解，占有及逃避的欲望不是被爱驱动的，而是被恐惧。这种状态下，人们无法专心。

　　也正是因为人们急于避开由社会和个人特殊状况激发出的无力与匮乏感，人们也越来越难以忍受独处，而一个人能够怡然自得地独处，恰好是他内在人格分化和成长充分的结果，这也意味着，这个人并不惧怕与自己深入地在一起。这种深入地与自己相处的过程，也是一种专心。具备了这种能力的基础，我们才有可能同样专心地去接触他人，建立富有爱意的关系。

　　一个难以自处、无法独立的人，必然很难专心。因为他急于寻找某人某物进行依附，来缓解自己的焦虑与恐慌。弗洛姆认为，这样基础上建立的紧密联系，并不是爱。

　　在克莱因（Melanie Klein，1882—1960）对婴儿的研究与观察中，她意识到，母亲对婴儿的爱抚、哺喂、温柔的注视与轻声交流，都将能让小婴儿感受到自己被一个人牢牢地爱着。小婴儿"会有一种凝聚感，有个中心，即使母亲暂时不在，也能维持这股感觉。"①小婴儿的这种感觉便是成人拥有自我凝聚感的起点。而在临床中，大量的研究和观察证明，当一个人经常缺乏这样被爱和理解的感觉，就会逐渐在心中积累起"被迫害感"。越是在生命早期，这种不被理解、不被涵容与爱的体验激发的"迫害焦虑"就会越强烈，这将让个体无法耐受痛苦的感受，转而发展出各种各样的防御机制来抵挡一些陌生和糟糕的感觉。

即使步入成年，人们也依然会带有这样强烈的特质，我们可能会发现，"个体看起来好像可以独立自主，但是真正在心理上，他总是不断地试图将自己附着于某种对他而言，是继续生存不可或缺的事物上。""这些个案的心智状态，具有像纸一般薄且黏着的特质。"②

在这种情况下，人与人是无法真正从"心"出发，与彼此相遇的，因为无法独立自处的人时刻都在无意识地忙着逃避自己、保护自己，他无法生出足够敏锐的观察力来观察自己和他人。

弗洛姆十分看重人对自身真相的直面与敏感。这一点，在他的临床工作风格中也有所彰显。

随着弗洛姆成长为一名经验丰富的治疗师，他坚持认为，理想的治疗涉及分析师和分析对象之间的"中心关联性"。一位有

---

① 马戈·沃德尔.内在生命：精神分析与人格发展[M].林晴玉，吕煦宗，杨方峰，译.北京：中国轻工业出版社，2017:27.

② 马戈·沃德尔.内在生命：精神分析与人格发展[M].林晴玉，吕煦宗，杨方峰，译.北京：中国轻工业出版社，2017:49.

效的治疗师应该与其患者建立"中心关联"并进入他的"中心"，要快速地绕过"外围的"社会事务，比如宗教和职业。无论是神经症患者还是更为麻烦的患者，有效的治疗都需要"我们的人心与另一个人的人心"产生反应。在这个"中心关联"当中，临床医生不仅可以通过他的话语，还可以通过他的声音和面部表情来表达自己。后来，弗洛姆把这种方法称为"舞动"（dancing），强调治疗过程中内在的互动性甚至艺术性，以及对另一个人的深刻理解。

显然，没有足够的敏感，无法达成深刻理解。

他同时也认为，精神分析师作为灵魂教师或导师，需要帮助分析对象超越对其心理资源肤浅和守旧的使用，而要建立起"有洞察力的"和"本真的"思考与理解。恢复患者独立推理的能力至关重要，可以帮助他走出"迷惘状态"，与这个世界和他自己的感受进行现实接触。

此处强调的"有洞察力的"和"本真的"思考与理解，也是一种对真相的追寻和敏感。他认为，人若不能对自身敏感，是无法专心的，更无法对他人产生足够的敏感。

弗洛姆曾举例说明，"任何开汽车的人都对他开的车很敏感，甚至很小的怪声、发动机内的微小的变化都能注意到。同时，司机对路面的改变和车前后各种车辆的运行也很敏感。但他并未总想着这些所有的方面，他的大脑处于一种松弛的机警状态，却在专注的状态下——安全行车所需的专注状态——注意到了各种可能的变化。"[①]松弛的机警状态，可以理解为敏感而不焦虑。因为高焦虑的状态下，人很容易焦虑满溢，将冲动行动化，从而获得释放，但这往往导致来不及理解。而深度的理解恰恰需要我们能够耐受焦虑，以平静的状态感知和处理我们获得的信息。

如果我们对自己也能有这种敏感，那么我们必然会对自己的各种反应充满好奇与思索，我们会想弄明白，为什么我每次见这位朋友都会感到紧张？为什么我的父亲一说那句话我就立刻会被点爆？为什么每当我要完成任务时，我就总想找点理由来逃避？在我们的敏感与关注下，我们可能会注意到自己的情绪反应和逃避冲动，而这必然有其原因。

当我们能倾听到自己的心声，并对自身的各种反应有觉察和思考后，我们必然也将能看见他人的某些细微变化。在谈及某事时对方神色的改变，在做出某些行动时肢体动作过大的幅度，甚至在语言中词语的选择和音调的高低，都可以成为我们去感知和理解对方内在反应的线索，而这要求我们对这些细微的呈现有足够的敏感。

这也是在精神分析师的临床工作中，要求从业者必须有个人体验的原因。只有成为过来访者，体验过自己的各种反应如何关

----

① 艾里希·弗洛姆.爱的艺术[M].刘福堂，译.上海：上海译文出版社，2019:119.

联到了内心感受，一些微小的细节如何透露我们的内在需要，咨询师才可能带着这种被点亮的敏感，去照亮另一个人的心灵。

在如何保持专心致志方面，弗洛姆还提出了以下建议：做一件事就只想这件事，而不要考虑下一步要做的事。全然地投入眼下正在做的事情，无论是与人交谈还是读书、玩耍。这也与东方禅宗里的"活在当下"一脉相承。他特别指出，恰恰是全身心投入做一件事，人才不会感到无聊乏味，尽管会有自然的疲倦，但也很快能够恢复。真正让人无聊的是分心，越是片面、局部地投入，越容易让人感到无聊和困倦。

至于造成专心困难的因素，弗洛姆除了批判资本主义社会的制度及消费文化带来的急躁、异化与浮夸，也谈到了一个非常重要的方面——教育与榜样。

# 错误的教育体系或将带来文化传统的崩溃

弗洛姆清晰地指出，一个人之所以很难感知到保持心理完整性的困难，是因为多数人从来没见过这样的人。无论是深情的、勇敢的，还是完善的、专心的人，很多人的身边从来没有过类似的榜样，于是在父母和周围人的示范下，多数人将庸常和不健全的状态当成了正常，唯一让人恐惧的，可能不是心理功能不健全，而是自己和周围的人不一样。

因此，榜样和教育，就变得至关重要。然而，在教育的过程中，到底什么东西更值得传授？仅仅是知识吗？弗洛姆的答案是：成熟、博爱的人的精神。比起知识，成为一个怎样的人，以何种人物为普罗大众可效仿的楷模，本应是更为重要的事情。教师不光要解决知识传授的问题，更要传授一定的人生态度。

糟糕的是，当代社会看重的并不是这一点。公众追随的，舆论热衷的，都是那些可以让更多人替代性满足的人。比如功成名就的企业家，或是锦衣玉食、夺人眼球的大明星。人们更愿意追随和模仿他们，而因为辨认不出、缺少理解的基础，忽略那些具有成熟健全人格的榜样。社会制造的标准并不看重人的内在品质，而看重外在的那些装裱和与名利勾连的东西。从小孩的分数，到学历，到职位和薪资，再到房子、车子、票子，弗洛姆看到的社会困境正在我们眼下的世界持续发生。

弗洛姆对此深感担忧，他认为，我们的世界投注了太多注意力和资源在塑造那些"演员"上，而忽略了让成熟个体的形象保持活力。人类是作为人而不是作为演员（在广义上）存在的。如果我们不能将"成熟的、博爱的人"的精神与品质（也就是能够践行四种爱的品质的人）有效传承，即使知识在传递，文化也会崩溃和消亡。

**第三个重要的因素是耐心。**弗洛姆认为，急躁和追求一蹴而就是不可能学到一门艺术的。但糟糕的是，对现代人来说，锻炼耐心与实现规范和专心一样困难，这是因为在追求效率和利润的社会体系里，经济价值被等同于人的价值，如果一个人不能在单位时间做更多事，有更多产出，就会等同于低价值甚至无价值。这种急功近利的趋势破坏了人们去锻炼自己的耐心。

**最后一点，弗洛姆认为，学什么艺术就应当对那门艺术予以最大关注，否则只可能是个浅薄的涉猎者。**在精神分析的视角下，我们可将"予以最大关注"理解为力比多和攻击性投注最多的地方，也就是注意力分布最多的地方。

同时弗洛姆还指出，人们并不是直接而是间接地学习一门艺术。这个提醒非常有意思。因为很多人会有个基于幻想的误解，当他要开始学某门艺术了，就意味着马上要开始练习核心的技能，但实际上在此之前我们还需很多的调试和准备，科学合理地逐步将认知、情绪、身体调整到合适的状态，才有可能触及核心技术。我还记得当年学素描，在真正开始画难度最高的人像或风景之前，初学者要从如何选铅笔、选橡皮、识别纸张、削铅笔开始学起；接着练习排线条，直线、曲线、交叉线，如何排得整齐利落、轻重适宜；过了这一关，开始了解简单的光影、明暗交界线；然后，才从最简单的石膏球、方块开始画起……这些看起来琐碎繁复的步骤，恰恰是学画过程中必不可少的过程。

　　弗洛姆在论述实践要求时，还强调了身体健康的重要性。因为当人想要成为艺术大师时，就意味着将整个生命奉献给这门艺术，而我们的身体则成了实现艺术实践的器械。这一点我想很多艺术家都会非常同意。现代舞创始人之一的玛莎·格雷厄姆（Martha Graham，1894—1991）曾经说过："关键是保持管道的畅通。这样一来，生命之流即可在管道中流动。"而她所说的管道即人的身体和心灵。为了追求这个目标，人必须要能在生活的每一方面尽力实现"规范、专心、耐心"，毫无疑问，这是个系统工程。

## 掌握爱的艺术——克服自恋

没有人不**自恋**。弗洛姆认同这一点，他认为自恋是导致人们丧失爱的能力的主因之一。但在我们探讨自恋之前，我们需要先厘清一下定义。自体心理学派的创始人海因茨·科胡特指出，人人都有自恋，且健康的自恋是人赖以生存发展的基础。弗洛姆也认可这个部分，他将健康的自恋称为"自爱"。而弗洛姆认为会破坏爱的能力的自恋，我们可以理解为超出健康自恋的那个部分，它阻碍了人与人相互理解和认识。

弗洛姆认为，自恋是客观的对立面。实际上我们知道，只要有人存在，就一定会有主观，这个世界上不存在纯粹的客观。然而较为健康的主观可以成为我们理解他人、共情他人的基础。比如，我曾经被开水烫过，当我看见其他人不小心摸了装开水的玻璃杯，便能感同身受他的痛苦，并及时提供恰当的协助。

而在弗洛姆看来，那些超出正常自恋程度的人，往往意识不到自己是自恋的，他们会进入心智上的"等同模式"，即我感受到的就是唯一的事实，我的感觉就一定是你的感觉。我们知道，这是一种缺乏现实检验能力的状态，发展到极端，便可能成为严重的精神疾病。

而在大多数情况下，自恋程度较高会阻碍爱所需要的重要品质——客观能力的形成。一个人缺少客观能力，就会有很多麻烦，他会有很多自以为是，认为自己的感受和判断应当能够完全代表其他人，甚至会无视他人的抗议。他会擅自替他人安排做主，让人深陷痛苦而不自知，或是带着自己的幻想与他人打交道，从而让自己和对方都饱受幻想破灭之苦。甚至有可能会因此双标而不自知。

有一位来访者在咨询室里陈述了让她痛苦不堪的夫妻关系。她的丈夫总会在她吃饭时、想买外卖时，对她提及控制体重和注意身材的事情。当她体重有所波动尤其是增加时，这种提醒尤其频繁，甚至有时会变成对她饮食选择的干预。来访者不止一次地对此表示抗议和不满，但她丈夫丝毫没有停下来的打算，还不断声称这是为了来访者好。终于，在经历数次夫妻治疗之后，来访者再一次提及这个问题，而她的丈夫又一次强调这是为她好。咨询师敏锐地捕捉到了丈夫似乎听不见妻子说话的状态，这里面似乎隐藏着某种恐惧；以及丈夫在批评妻子时，即使妻子已经表达了抗议，丈夫也仍要继续说出那些伤害关系的话的失控，这里面也包含着某种逃避。咨询师通过对丈夫的忽视、攻击冲动及焦虑的理解，做出解释：也许来访者的丈夫在通过这样的干预，让他的妻子体验他小时候遭遇到的这种自恋性的母爱带来的窒息感，以及表达潜意识里对母亲的愤怒。同时，这位丈夫真正焦虑恐惧的也许是自己的健康与体重问题，然而出于某种原因，他无力面对自己内心的恐惧，因此将它投射到了妻子的身上，试图通过控制妻子来实现对自己的保护。

在咨询师的干预下，这位丈夫终于意识到，自己是在对妻子施虐，这种言行本质上十分残酷，而这种残酷的背后埋藏着的是他对自己的贬低。实际上丈夫是对自己不能如愿控制饮食感到失望和厌弃，但是他无法面对这种感受，因此他把这种感觉投射到了妻子身上，通过认为妻子不自控、指责妻子来回避对自己的不满和贬低。同时这么做也让他不用去面对自己对失去妻子和妻子的爱的深深的恐惧。

弗洛姆认为，客观的思考本领是理智，理智后面的情感态度是谦卑。而这一切要求人们放弃无所不知、无所不能的全能自恋，弗洛姆将这看作是通向爱的艺术道路的一半。不仅如此，他还强调，我们的这种理智与谦卑必须是一种基本的、广泛性的态度。如果我们只想局部地保持这种能力，只对特定对象才呈现理智和谦卑，这注定要失败。因为人无法割裂自己的精神世界，以碎片式的方式，试图达到统一性的存在。

## 自恋

　　健康的自恋是人赖以生存发展的基础，被弗洛姆称为自爱。而超出健康自恋的那个部分则是会破坏爱的能力的自恋，这个部分导致了人与人互相理解和认识的阻碍。

　　当自恋程度较高时，会阻碍爱所需要的重要品质——客观能力的形成。客观能力的缺失会让人变得自以为是，引发许多麻烦。

## 重塑信仰

通向爱的艺术道路的另一半，可以称作信仰。

然而弗洛姆理解的信仰并非通常意义上的信仰，他将信仰区分为理性的和非理性的。非理性的信仰本质是屈从，是不加分辨和放弃个人思考的盲信盲从。而理性的信仰，则来自一个人真实的感情体验与思想之中。理性的信仰针对的不是某事，它实际上是人全部人格中的性格特征，是一种个人特质。

弗洛姆认为，理性的信仰根植于有创造性的理智和情感的活动。是类似科学家那样，经过周密的思考和反复实践后所产生的一种"理性的幻想"，或者说"假说"，而随着反复实践，这种假说最终可被验证和实现。这可以看作是一个人的心灵力量，它同时也来自于一个人创造性的能力。

事实上弗洛姆为此创造出了一个概念，"生产性自我"，拥有这样自我的人，将会拥有更多的自发性、快乐，具有责任心，富有培育精神、理性和爱心。而对应的，则是弗洛姆假设的四种"非生产性"人格取向：

> "接受取向"，特点是内在自我感到空虚，渴望来自别人的补给；
>
> "剥削取向"，特点是使用各种手段，去捕获别人

拥有的东西；

　　"囤积取向"，特点是努力保存或保护自己的物品和财产；

　　"市场取向"，特点是将自己视为一件可销售的包装好的商品。①

　　非理性的信仰，就是一种具有"非生产性"特征的信仰，它是一种"二手"的人生，因为它背离了一个人对自身和他人的深度感知与理解。它渴望着从他人那里得到东西填充自己；剥削和囤积的倾向也来自匮乏感和恐惧的驱使，而非对自我的真正了解和满足；将自己视作商品更是一种"物化"和"去人格化"的选择，这会让一个人离自己的内心及深层情感越来越远，势必导致一种盲从和权威倾向。人过度追随外部世界的评价标准，就必然无法产生自发的体验和验证的过程。

　　因此，弗洛姆认为，理性信念折射在人际关系中，就意味着我们对另一个人"有信心"，即肯定他的基本态度、人格核心、爱的可靠性和不变性；也意味着相信他人的潜力。因为理性信念的基础，是具有创造性的理智思考及对关系的深度体验。它既需要思维判断，也需要情感参与。这意味着，当一个人能很深地认

①　劳伦斯·弗里德曼.爱的先知：弗洛姆传[M].郑世彦，计羚，译.北京：中国友谊出版公司，2019：133.

识和理解自己，那他必然能感知到他人的本质，并且拥有建立关系的信心。我们知道，不信任自己的人往往也很难信任他人。这一点在养育孩子时尤为明显。对自己不了解也不信任的妈妈，往往对孩子有诸多控制。而相信孩子的妈妈会给予孩子很多尝试的空间。

养育者要相信孩子有潜力，这种信心将把"教育"和"管制"孩子区分开来。简单来说，教育孩子是："我相信你，所以我愿意协助你，以谦卑和敏感来为你的潜力创造条件。"而管制孩子则是："你不行，没有我你啥都不能成，所以你必须听我的，以我为中心。"曾奇峰先生曾经说过一句非常经典的话：过度担心就是诅咒。在这种不信任中，其实也暗藏着对对方主体性的否认、能力的压制，以及创造力的剥夺。

同时，理性信念也代表着我们对自己的人格核心、自我的存在也有着充分的信任。我们对爱自己和爱他人有信念。

这种信任不仅在小范围的关系里有着决定性的影响，在社会范围内也有着深远影响。正是因为对建立更完善的人类社会有信念，我们才能够从原始社会走到今天，并仍在不断地试图进行改革，创造一个能使所有人都获得尊重与爱的社会。

然而要实现这样的目标并不容易，弗洛姆指出，我们需要理性信仰，理性信仰来自于人的创造力，这意味着我们要面对未知、失控、失败、受挫，放弃既得利益，直面不断变化的挑战。

因此，很多人会选择另一种信仰——对权力的信仰。然而弗洛姆认为权力是最靠不住的东西。它们是信仰的反面，因为它出于人们想要保存自我的愿望，而这会使人害怕任何一丁点的风险，从而低估和忽视人类的潜力与未来的发展。

学习过历史的我们都知道，许多掌权者曾经都是推翻腐朽和僵化制度的英雄，然而当他们自身与规律及鲜活的当下不再匹配而变得陈旧时，他们却往往都会用尽手段来阻止自身的覆灭。但迄今为止，这种努力多数以失败告终。

寻求权力的安全与保障，必然会走上禁锢、封闭以及华丽而虚无的道路。它与理智和爱的本质完全背道而驰。

幸运的是，弗洛姆认为，信心和勇气是可以被培养的。第一步，注意自己在何时失去勇气。盲目地逼迫自己勇敢毫无用处，我们如果能观察到自己在何种情境下失去勇气，并对其进行理解和思考，我们才有可能对自己的状态产生适宜的调整。比如他提到一个很有精神分析味道的例子，一个人通过觉察自己的胆小怕事、懦弱，从而发现自己可能意识上担心没有被人爱，实际上自己害怕的是爱。

在临床案例中，我们常会见到自我攻击型的来访者，这类人总觉得他人对自己有敌意。但经过分析会发现，实际上是来访者自己对他人有很多敌意，而这种敌意无法表达，他也不能接受自己其实是个有着很多敌意的人，因此他将这种敌意投射出去，感受成是别人在针对他，这样能让他自己好受些，保持"我是个毫无攻击性的人"的自我意象。

同样，担心没有被人爱，也许是因为潜意识里自己不敢爱，因为爱意味着投入、奉献，敢于在没有保证的情况下去承诺。而当我们自己内心没有准备好这样的勇气，可能就会投射性地认为，对方也不会有同样的勇气和投入来爱我们。

关于培养信心与勇气的第二步，是活动性。一种始终流淌着的创造性的状态。这种状态不允许一个人仅仅保持局部的活力，弗洛姆认为，一个人若在其他方面没有活力，那么在爱的领域也将没有活力。

一位女性来访者有将近十年的时间没有与人建立过亲密关系。她很苦恼地来到咨询室。通过数十次咨询，咨询师发现这位外表看起来精致的女性实际上内在世界非常贫乏，她对所有的事物都只抱有一种肤浅的、消遣式的好奇，无论是她的工作还是爱好，无法有任何一种事物能够让她全然地投注精力，深入钻研。由于她的生活并没有在哪个部分向她提出过深刻的挑战——通过积累她已经能较为轻松地赚到目前的工资，因此工作上她不需要再投入更多，也暂时没有失业的威胁，生活上和父母一起也让她不必太操心家务，她就像《美女与野兽》里被封在罩子里的玫瑰，唯有常年单身这一件事，如同缓缓凋落的花瓣会让她惆怅。

而事实上，由于经年累月地以这种慵懒且肤浅的态度生活着，她避开了一切思考，一切需要投入和冒险的选择，她的心在男女关系上也一直昏昏欲睡，虽然她来到咨询室，但是她只是觉得这个看起来新潮的选择也许能让她有点不一样。如同常年不打火的发动机会锈死，她对真实的自己并没有那么好奇，自然，即使她想，她也无法对任何一个靠近她的异性产生一点点真正且持久的好奇。

### 超越公平

除去以上培养信心与勇气的两个步骤，弗洛姆还指出，要想进行爱的实践，必须认清公平与爱的区别。

公平是资本主义市场的产物。它起源于交换。人们为了得到自己想要的，必然要交换，而且要公平地交换。但是对公平的泛化，则侵害了情感领域的准则。弗洛姆认为，很多人对《圣经》中的"爱邻如己"的理解，被市场化的公平伦理公式化了。原本，这句话是要让大家对邻人有责任感，同他结为一体。而公平的伦理观则没有意识到责任和一体，它将这句话的理解扭转为：尊重你邻人的权利，而不是去爱他。

公平是一种衡量、计算、疏远，它剥离了精神和情感层面的属性，缺失了在爱的关系中的温度与分量，它不再是两个个体在存在层面的"相遇"，而变成了一种重视局部却忽略整体的形式主义。

　　弗洛姆对资本主义制度和市场经济、消费主义在爱这件事情上制造的困难显然是持有高度批判的态度的。他直接指出，在现有制度下，在以生产为中心的、贪婪的商品社会中，能够去爱的人是极个别的。但是他也并不否认，资本主义的多元化，仍然允许形式多样的不一致和个人自由。这意味着，个人仍然能够采取一些力所能及的努力，来尽可能提升自己对爱的理解和实践的能力，而不是完全将责任推给宏观环境。比如，我们可以在日复一日的生活中，在每一段关系里，练习和尝试四个践行爱的要素。当我们面对伴侣、孩子、邻居或友人时，我们能够对自己的选择和行为有所觉察，能更多一点地看见自己和了解对方，从而调整自己的状态和行为，这就是我们在微观环境里能够做的力所能及的改善。每一点滴改善，聚沙成塔，都将成为造福自己、影响他人的起点。

　　当然，如果需要更多的人能够去实践爱，社会结构必须要有重大而合理的变革。人不能再像现在这样，被体制视为工具，被官僚和权贵催眠成"韭菜"，如同机器一般追寻物质而放弃了人之所以为人的特殊性和机能。

　　社会根据自身的需要结构性地压抑人、塑造人，而当社会能够合理变革时，它必然要将人的潜能与选择进一步释放，它需要把人放在崇高的位置上，让人能够去爱。经济机构要服务于人，而不是剥削人；在工作中，人能够自发性地分担工作、分享体验，而不是像螺丝钉一样被否定能动性与个人感受，仅仅只分享薪资利润。

通过对"一战"和"二战"后的美国与欧洲社会的观察，弗洛姆认为，"爱的本质不是与这个社会存在相分离的，而是与之相统一。任何排斥爱的发展的社会，都将由于与人类本性的基本要求相抵触而走向灭亡。"①这一点，看看人类社会如何一路从原始社会走向奴隶社会、封建社会和资本主义社会及社会主义社会即可得知。先进的社会形态，一定是从技术上和文化上，都较前一种形态更先进，为越来越广泛的人提供更多的支持，允许更多人以更符合人性需求的方式存在和发展，由此它们才得到了在世间存续的根基。

相信这样一种可能性："爱可以成为社会现象而不是个别现象，这是基于对人的本性的洞察之上的理性的信仰。"这不仅是弗洛姆的信仰，我相信这也是每个对爱有所思考和追寻，心有希望与理性的人的信仰。

---

① 艾里希·弗洛姆.爱的艺术[M].刘福堂，译.上海：上海译文出版社，2019:135.

# 第五章　自由的暗面

Chapter Five

在弗洛姆对于如何实现爱的表述中，有一个核心思想贯穿始终："除了积极发展你的全部个性，使之形成一种创造性人格倾向外，一切爱的尝试都是要失败的。"

而在精神分析的视角下，"创造性的人格倾向"意味着个体能够充分地从共生状态中脱离，他自由且独立，因此能够贴近外在和内在的真实，并较少被制约地进行选择和创造。由此可见，想要实现这样的人格倾向并不容易，首先自由本身就非常宝贵。从宏观的角度上来看，不同的社会制度出于对生产目的的管控，会对个体的自由度有着不同的压制，比如中世纪，个体从出生起就会牢牢地和自己的阶层、职业绑定在一起，不允许个体根据自身特质和喜好随意选择社会角色。资本主义倾向于让所有人的喜好、认知高度一致，以吻合消费主义的期望。大环境在不同程度上对个体的自由进行了制约和剥夺。而在微观层面上，人们也会因为家庭、教养环境、自身的恐惧或欲望，而失去或放弃个人的自由。

　　其次，虽然大家都认为自由是个好东西，比如匈牙利诗人裴多菲（Petöfi Sándor，1823—1849）曾说："生命诚可贵，爱情价更高，若为自由故，两者皆可抛。"但纵观真实的历史，许多为自由而掀起的变革，却以绝大多数人选择了向一个他们无法约束的权威臣服而告终。并且，创造性的人格倾向似乎在人群中并没有占据必然的大多数，这一点从弗洛姆的描述和呼吁中也不难看出。这不由得让人思考：获得自由为何如此困难？自由是否真的如我们想象一般，只是一种美好的愿望？人除了渴望自由，是否也有天生的臣服欲望？自由除了积极的一面，是否也有不为人知的重负？

　　弗洛姆在他的著作《逃避自由》中，对这一问题进行了深入的探讨。在《逃避自由》与《爱的艺术》两本书的写作顺序上，《逃避自由》先于后者，并且它的诞生是在"二战"期间，在希特勒决定实施他的"最终方案"——灭绝犹太人——之前。由于弗洛姆的母亲和诸多亲友都经历了恐怖的"水晶之夜"，并被扣留在德国，遭受着纳粹的迫害，而弗洛姆在此期间想方设法地赚钱并资助他还被困在德国的亲友及其他人，尝试解救他们。因此对于弗洛姆来说，他的绝大多数日常生活都深深根植于与自由及主义有关的体验和思考当中，这也使得他对这一议题有着复杂、丰富又深远的思考。

　　自由与爱的能力息息相关，因为"自由是所有成长的基本前提"，而创造与成长相生相伴，创造也是实现爱的核心。然而在追逐爱与自由的过程中，我们必须了解自由所具有的多重含义，不仅仅是它表面的、光鲜的部分，还有它令人害怕、让人感到难以承受的部分。唯此，我们才能够避开那些过于积极乐观的幻想，以及由此产生的"极权主义"陷阱与挫败。

## 自由的诞生与破碎

　　自由是一个政治哲学概念，历史上的思想家对自由的定义多达200多种，而"自由"一词所包含的最基本的含义则是：没有外在障碍，能够按照自己的意志行动。

　　要实现这一点，在人类的历史发展进程中并不容易。弗洛姆在书中提出，自由是伴随着人的个体产生而出现的概念。这意味着，人类并非生来就自动地拥有了自由，除非他有能力摆脱外部的诸多限制——自然的、政治的、宗教的……这个时候的人能够依照自身的愿望充分发挥个人潜能，我们才能说他是拥有了"个人自由"。当然，似乎来自内心的限制是人们感到不自由的重要因素，但生命在诞生之初最先体验到的是来自外部的限制，这些早年的外部限制和后来经历的社会环境与文化限制若是难以摆脱，最终会在内心留下印记。

　　弗洛姆举了一个生动的例子帮助我们理解这个概念，他提到婴儿的出生。出生之前，婴儿在母亲的子宫里，需要通过脐带得到供养，这时候的他必然是不自由的，他的一切活动都受限于母体。

然而他出生之后，切断了脐带，是否就自由了呢？并不。因为他虽然在生理层面上与母亲分开，但他的身体条件让他无法完成自我照料的工作，他的心理也并不成熟，他仍然需要高度依赖母亲的照护，和母亲维持一种功能上的"共生"，直到他慢慢长大，可以脱离母亲独自生活，发展和实现自我，那时候我们才能说他获得了自由。

弗洛姆将一个人拥有自由之前的状态称为"前个人状态"，即尚未成为真正的独立个人；他将尚不能支持个体获得个人自由的社会，称为"前个人社会"。这样的社会环境既为人提供了安全保护，同时又限制了人的发展。以中世纪的欧洲为例：封建制度让身处其中的每个人生来就知道自己属于什么阶层，被允许干什么工作，以及可以信仰什么宗教，这为个人带来了很强的稳定感；然而同时，它也禁锢和抹杀了很多自由和可能性。中世纪的人无法像现在的我们这样，也许今天在一个跨国公司工作，明天就可以开一间自己的工作室做自由职业者。这样的自由在那样的社会制度里是不可想象的。

人类作为一个族群、一个物种，整体的发展过程其实与个体的成长过程非常类似，也需要经历"依赖共生—逐渐独立"的过程。

在远古时代，人类和其他动物一样繁衍生息，并未觉得自身有何不同，直到他开始意识到作为人类的独特，并且在对自然的适应中逐渐有了自我意识，从一味地被动适应逐渐转为主动改造，他便开始模模糊糊地从自然环境中开始了个体化的进程，仿佛胎儿的降生。

然而作为孕育人类的自然，既创造了使人类得以进化的条件，又充满了可以轻易置原始人于死地的危险与挑战。为了存活下来，人类产生了图腾崇拜的文化，借与自然交流，希望通过对神明的臣服与崇拜得到保护，从而风调雨顺，牛肥马壮。这时的人类如同降生后的婴儿，依然需要以原始的方式高度依赖着自然环境和自己所处的原始部落。

接下来，宗教、生产技术的发展，使得人类从早期的共同体走入了新的联结方式，进入宗族亲缘，奴隶对奴隶主，农民对封建地主及教会的依附关系。这种关系在本质上就像是儿童的缓慢成长，虽然在发展，但仍然处于一种共生的关系。这种关系的模式非常固定，身在其中的人几乎没有自由选择的权利，他们的个人生活被所属的家族，家族所属的阶层，以及相应的生产关系、宗教信仰等牢牢固定着。这样的状态在欧洲一直持续到中世纪结束，在文艺复兴和宗教改革之后，个体的尊严和价值才得到肯定，个体的创造和解放也得到大力主张，出现了真正意义上的"独立个体"。

为何是在文艺复兴和宗教改革之后呢？因为文艺复兴第一次提出以人为中心而不是以神为中心，肯定人的价值和尊严。它主张人生的目的是追求现实生活中的幸福，倡导个性解放，反对愚昧迷信的神学思想，认为人是现实生活的创造者和主人。

在此之前，中世纪的教会把持了一切，神的意志成为人们生活所有方面的主宰。无论思想、言论还是行为，若让教会有所不满，都可能会被宗教裁判所惩罚甚至处决。黑暗的中世纪疾病肆虐，环境严酷，文化、思想、科技的发展受到极大禁锢。

而在文艺复兴开始之后，中世纪的黑暗逐渐褪去，资本主义开始萌芽，富商、银行家、作坊主们开始追求冒险、进取和自由精神，博学的高雅人士开始备受推崇。而当文艺复兴传遍欧洲后，人才辈出，也推动了大航海时代来临。相比过去农民世世代代被锁死在土地上的生活方式，资本主义的发展、航海贸易的需要推动人们摆脱土地束缚，旧有的社会结构逐渐瓦解，而个体的重要性则在这个过程中变得越来越突出。

这一切，就像弗洛姆在书中所说："羁绊逐个被解除。人类推翻了自然的统治并主宰了她；推翻了教会及专制国家的统治。废除外在的统治似乎不但是实现人孜孜以求的目标——个人自由——的必要条件，而且是充分条件。"[①]

自由的得来可谓是极为不易。人类漫长的发展史里充满了杀戮、征服、激动人心的创造，以及令人扼腕的破坏。但历史的车轮始终向前，科学技术的进步不断解放着生产力，让人性从茹毛

---

① 艾里希·弗洛姆.逃避自由[M].刘林海，译.上海：上海译文出版社，2015:1.

饮血的原始早期，跟随着越来越发达的生产力进入到越来越多的人可以过上相对安稳生活的近现代。弗洛姆在书中写道："中产阶级在打倒以往政治或宗教统治者的权力斗争中的胜利越大，人对大自然的主宰越成功，数百万个人的经济越独立，人就越相信一个理性世界，越相信人的理性本质。人们将人性中黑暗和邪恶的力量归咎于中世纪和更久远的历史时代，归咎于缺乏知识或国王的奸诈及僧侣的阴谋诡计。"①

显然，到了近现代，人们认为和平基本已是定局，战争也只是行将消失的最后一丝残迹。然而就在大家都持有此种乐观态度之时，法西斯的登台昭告了自由的破碎。纳粹的暴行更是让无数社会学家、心理学家、思想家和政治家开始思考，为何数以百万计的人会如此狂热地甘于交出自己的自由，去追随一个并非以"利己的理性力量"为原则，而是以"激发动员人的穷凶极恶的力量"为目的的邪恶制度？人类费尽千辛万苦从不自由的黑暗时代中摆脱出来，为何转头又召唤黑暗的到来？

这样的现象让少数人，尤其是弗洛姆意识到，自由并非只有传说中的美好的品质，它或许还有着其他的一些特性，让人害怕和恐惧。

---

　　① 艾里希·弗洛姆.逃避自由[M].刘林海，译.上海：上海译文出版社，2015:4.

## 自由

　　自由意味着没有外在障碍，能够按照自己的意志行动。自由是所有成长的基本前提，也与爱的能力息息相关。

　　但自由受限于社会制度与个人的家庭、教养环境、自身的恐惧或欲望等因素，其得来是极为不易的。

## 自由的两面性

要想了解个体的自由，我们必须首先了解自由的基本含义，以及人类作为群体是如何在种群的意义上获得自由的。

弗洛姆认为，现代人摆脱了前个人状态社会纽带的束缚，但并未获得积极意义上的实现个人自我的自由。

自由虽然给现代人带来了独立和理性，但也使他孤独，并感到焦虑和无能为力。当人无法忍受这种孤独，他面临着两种选择：一种选择是逃避自由带来的重负，重新建立依赖和臣服关系，臣服于某个权威，以此重新获得归属感。这种选择，正是"逃避自由"的心理机制，也是现代极权主义产生的根源。

另一种选择则是继续前进，力争全面实现以人的独一无二及个性为基础的积极自由。当然，第二种选择的路上充满艰难险阻，需要人克服种种挑战，正是因为它的困难，许多人选择退回到了第一条路上。

或许你会感到疑惑，为什么自由会使人感到孤独、焦虑和无能为力呢？下面的临床案例也许可以帮助我们来理解这一点。

一位35岁的女性来到咨询室，原因是连续的失眠，以及她无法再像过去那样集中注意力，无论做什么，她都感到焦躁不安。经过对她的数次初始访谈，我了解到在失眠出现之前，她正经历着人生的一次重大转折，因为公司的业务调整，也因为在原先的岗位上，她干得不满意，收入不够高，她选择离开自己过去熟悉的岗位。她觉得销售岗位能够让她得到更多历练，也获得更多收入。

然而没想到的是，没做过销售的她急需有人帮助和指导，但是公司尚在调整期，新部门一团混乱，大家都自顾不暇，没人能帮上忙。与此同时，由于不用坐班，她有时会待在家里，却又会被爸妈担忧地盘问是不是被公司开除或是"打入冷宫"了。父母的询问也将焦虑传递给了她，于是她干脆避开待在家里，时常到咖啡馆闲逛，打发时间。

但这显然不是办法，她的焦虑越积越多，她开始怀疑自己当初是不是做错选择，自己是不是太过幼稚，甚至心灰意冷地思考要不要从公司离职。但是她已经在这家公司做了8年，如果离开，面对的恐怕就是更大的不确定。

多方压力的交织下，她选择来做心理咨询，看看是否能够帮助到她。

显然，如果聚焦在此时此地，那么这位来访者的痛苦来源非常清楚：工作的变动切断了她过去熟悉的职业纽带，新的方向里全是未知，而未知意味着失控，同时，无法获得帮助也意味着孤独。

　　孤独和焦虑常常会激发人们的潜意识幻想。这些幻想往往包含着早年反复体验过的挫败、恐惧，甚至是被迫害的焦虑。比如这位来访者，在对她的焦虑和担忧做自由联想时，她的幻想显示，她认为自己将因为糟糕的表现被同事排挤、贬低，她的上司也会冷酷无情地当众羞辱她，而她最终会一事无成地被开除，被父母指责："看看，从小就让你不要逞能，你偏不听。"

　　这些幻想显示出这位来访者内在有着非常严苛和残酷的客体，她虽已成年多年，但仍被这个内在客体的标准制约，且在无意识中追求着父母的肯定与认同。同时这些幻想也表明在遇到挑战时，她所拥有的支持性经历并不多，或者说被支持的感受的强度不足以抵挡被迫害的体验。因此，当她陷入沮丧时，她的潜意识就会自动启动起一部"失败者的电影"，这让她几乎忘记了，自己之所以有勇气选择销售岗，不仅仅是钱多，还是因为曾经在配合其他销售同事的工作时，有两位重要的客户曾明确地表示被她的工作打动，她甚至分得了其中一份销售订单的佣金。尽管钱不多，但那在当时对她是一种莫大的鼓励。

　　孤独，很容易激活个体对于未知和失控的可怕幻想，并唤起过去经历中糟糕的体验。因此，在面对自由时，人们并不仅仅是快乐和满足的，自由的另一面意味着失控、孤独，意味着不仅要面对现实的压力，更要抵挡和对抗心中的阴影，并要在这个过程中为所有的结果负起责任。

　　我想也正是因为如此，在生活中我们可以看到很多人宁可紧抓糟糕的关系不放，也不愿去面对一个人的生活。因为尽管糟糕的关系让人受尽折磨，但是没有关系的境地更让人恐惧，孤独意味着没有关系，没有来自他人的回应。中间学派的创始人温尼科特曾经说过："无回应之地，即是绝境。"孤独的处境可以看作等同于精神的死亡，因此，再糟糕的关系也好过没有关系。从精神分析的视角来看，关系与联结，等同于人活下去的动力。

　　在刚刚的案例中，我们可以看到，来访者能否耐受未知带来的焦虑，取决于她内在人格的强度。而她内在人格的强度，则来源于她早年被抚养和成长的经历。当过往体验中的养分不足，个体内在会相对脆弱，在遭遇冲击时，就会难以前进，而更倾向于退缩。

　　在这个案例里，来访者最终通过咨询获得了支持，她耐受住了公司前期的混乱，艰难地为自己寻找着支持，无论是自己读书，与同行交流，还是去一些社群里参加学习。最终，新建好的部门里来了几位有经验的同事，其中一位成了她的小组领导，在这个小组领导的帮助下，她跨越了转型之初的泥泞之路，慢慢步入了正轨。

　　这位来访者无疑是幸运的。如果我们将视角放到更高维度上，去看更广泛的人群，我们将不得不看到一个事实，那就是社会的整体文化氛围渗透影响到一个个的公司、家庭，而在这些环境中成长起来的个体，则会被这样的文化背景限定。比如，崇尚极致勤奋、丛林法则的社会，既可能培养出强悍的精英个体，也可能会制造更多焦虑、挫败和自我中心的普通人。而社会提供给普通人的机会越少，阶层流动的通道越窄，恐惧自由与未知的人就会越多，因为自由带来的美好的可能性大大减少，而付出惨痛代价的概率却显著提高。

这些源自未知和孤独的恐惧会进一步地激发弗洛姆所说的冲动：臣服于权威的冲动。人们不再相信自己的力量，对控制和改造环境持悲观态度，于是寄希望于一个权威，通过臣服于它，来得到庇佑和帮助，回避面对脆弱无力的自我，树立起虚假膨胀的自恋形象。这种冲动在日常生活中并不少见。

陆林是一名23岁的男生，刚刚大学毕业一年的他在一家公司实习，同时也在备考研究生。他来咨询的原因是他和同事及同住的舍友持续地发生冲突，人际关系非常糟糕，并且他出现了严重的攻击幻想，这些幻想经常不受控地出现在他工作学习的间隙，这让他的工作和考研计划都受到了很大的阻碍。

咨询过程中收集的信息显示，陆林在大学时过得并不算顺利，他的父母对他也缺乏足够的关注和支持。从记事起他就经常感到自己是在独自生活，父母虽然照料他的衣食住行，但几乎很少关心他的内心活动。他尝试着和父母交流自己的困惑，但父母并不在意，也缺少反馈。这让他逐渐变得不爱说话，长成了一个内向敏感的小孩。在他长大后，这些特质进一步演变成了社交阻碍，他不太爱进入人群，对于那些总是热闹地聚在一起的同龄人感到鄙视和不解。当然，他内心深处也感到过深深的羡慕，而这羡慕总是会刺痛他，让他想到自己的笨拙和无助，于是很快，羡慕会转化成愤怒，以及更强烈的对他人的排斥和贬低。当然，这一切都发生在他的心里。因为他的自卑与不善言辞，他很少把这些对他人的糟糕感觉付诸言行。

然而这一切在离开学校进入工作岗位后变得尤为激烈。因为工作中无法避免与人合作、接触，观点的摩擦和碰撞不仅直接带来情绪上的冲击，无法消化的人际冲突还可能带来收入和前途上的影响。这进一步加剧了他的苦恼，于是他开始思考是不是去考个研究生，因为这样就可以"避开这些恼人的关系"。

可是考研需要大量的准备，这对注意力的要求非常高，而长期的内在冲突已经把陆林的注意力撕碎了，他很难沉浸投入地完成枯燥的学习，这让他对自己也充满了攻击。工作中的冲突、学习上的挫败，让陆林的挫败和愤怒越积越多，急需寻找出口。

这时他在网上逛到了一个贴吧，主题是"不疯魔不成活"，创立该贴吧的吧主在置顶帖里讲述了自己的经历——他是如何从一穷二白被人各种欺负看不起的无名小卒，一点点翻身当上了如今的"霸主"。他在帖子内大秀自己的光鲜生活，同时倡导大家不要压抑自己，要敢于发声，要用疯魔般的态度相信并捍卫自己，否则世界不可能为我们而改变。

这个帖子引发了陆林的强烈共鸣。他开始疯狂地迷上了这个贴吧，找出吧主的内容一一阅读，并按照吧主所说的，去"锻炼"自己的表达，比如有不满的时候，要用强硬甚至带有威胁性的态度为自己声张。他还开始购买学习吧主的一些音频内容，想跟着学习如何一句话撑到他人哑口无言。

显然效果是糟糕的，尽管他在发泄情绪的时候感到很爽，同事也因为害怕，在几次冲突后选择不和他正面争论，但是很快公司的警告就来了，如果他继续这样的言行，将被开除。

事实上在这个案例里，个体的情绪转化线索是非常鲜明的。无论读书时还是工作时，进行社交，展开人际互动，对陆林来说都是一种陌生的、危险的体验。尽管这样的体验是一个人完成个体化所需要的，个人需要通过进入和融入社会才能够完成"发展"与"独立"的任务，然而对陆林来说，这个任务充满艰巨的挑战。

在不断的受挫和失败后，个体的内心跌入失望的深渊，他不仅对外部世界失望，同时也对自己的内在失望，他不再相信自己可以摆平眼前的困境，于是他开始寄希望于一些比他个人更强大、更有力量的存在，让这个存在成为自己的"愿望代言人"。

陆林选择崇拜和追随的吧主，便是一个用暴力来防御自身脆弱和无力的对象。尽管这种防御极具破坏性，但它起效了，至少看起来它成功地帮助选择它的人获得了世俗标准的认可。但这里有个荒诞的矛盾：一方面，陆林和这个吧主鄙视贬低这个世界；另一方面，他们又在拼命想要求得这个世界的认同。他们试图以"暴力征服"为手段，来完成和这个世界的融合，而不是去了解，去创造，来和世界建立一种正面的关系。

陆林向暴力认同的关键转折点，是他不得不面对复杂的境况却无法再前进哪怕一步时的处境。包括很多皈依邪教，进入传销组织，以身试法的人，他们的选择皆因他们认为，自己想得到的东西靠自己是得不到的，但是跟对了组织，借到了力，就能办成过去根本没可能的事。这就是极权主义能渗透的原因——人们对自己的愿望充满渴望又无能为力。

因此，一味地宣扬"自由""冒险"是多么美好的事，是不切实际的。我们必须看见，当自由和冒险与孤独相伴相生时，无可名状也无法抵挡的孤独，或许会让自由蒙上"诅咒"的颜色。

## 孤独

自由虽然给现代人带来了独立和理性，但也使他孤立，感到焦虑和无能为力。

孤独和焦虑很容易激活个体对于未知和失控的可怕幻想，并唤起过去经历中糟糕的体验。因此，在面对自由时，人们并不仅仅是快乐和满足的，自由的另一面意味着失控、孤独，意味着不仅要面对现实的压力，更要抵挡和对抗心中的阴影，并要在这个过程中为所有的结果负起责任。

源自未知和孤独的恐惧会进一步地激发人们逃避自由、臣服于权威的冲动。人们不再相信自己的力量，对控制和改造环境持悲观态度，于是寄希望于一个权威，通过臣服于他，来得到庇佑和帮助，回避面对脆弱无力的自我，树立起虚假膨胀的自恋形象。

## 社会如何影响了个人自由

弗洛姆因为将弗洛伊德的理论与马克思理论结合在一起，形成了对社会的独特分析视角与理论，因此被人们和弗洛伊德并在一起称为"大小弗"。虽然称呼上看似十分亲近，弗洛姆也学习了大量弗洛伊德的精神分析理论，但在研究理念上，尤其是在对"社会如何影响了个人自由"这一议题的研究上，弗洛姆和弗洛伊德有着显著的分歧。

弗洛姆指出，弗洛伊德在这个议题的理解上，主要是以"压抑"和"升华"之间的转换为基础。所谓压抑，通俗来说，就是"你忘记了没有想要忘记的想法"[1]，并且你并不知道你在压抑一些事情。举个例子：一位女病人在一次体检中被医生问及是否如期复诊胃部的良性肿瘤，病人大惊失色，原因是她压根就忘记了在一年多前的体检中她查出有良性胃部肿瘤，尽管当时医生再三嘱咐要定期随访，但这位病人仍然因为过度的惊恐而彻底将此事

---

① 杰瑞姆·布莱克曼.心灵的面具：101种心理防御[M].毛文娟，王韶宇，译.上海：华东师范大学出版社，2011:16.

压抑在了潜意识中，忘得一干二净。显然，此处的压抑是一种保护，防止这位女病人因为对疾病的恐惧从而导致心理结构的崩塌。当然后果也是有的，那就是她在长达一年多的时间里没有去检查，这让她的健康风险显著增加。

弗洛伊德认为，焦虑是由牵涉到性或攻击的内心冲突引起的，而压抑是大脑可以建立起来的其中一种防御机制，用以缓解焦虑。

事实上，压抑可以用来避开任何情感的思维内容①。也就是，压抑的结果是，感受被留下了，但引发这种反应和感受的想法却找不到了。

所谓升华，则是指通过从事有益的活动，来防御潜意识里骇人的毁灭性幻想或性幻想。往往从事的活动在某种程度上象征性地代表了这个幻想，以及从事活动的人并不知道这些幻想，但他们通常因此养成了一些健康的嗜好。

最典型的例子就是一位在青年时期经常产生暴力幻想的男性在成年之后去做了警察。这份工作很好地将他的攻击性从对他人产生威胁的位置升华到了保护他人安全的位置，这种升华避免了本能直接得到满足可能造成的威胁（比如攻击欲望直接满足就可能引发斗殴），并将它们转化成了能为大众所接受，并具备社会价值的实现形式。

---

① 杰瑞姆·布莱克曼.心灵的面具：101种心理防御[M].毛文娟，王韶宇，译.上海：华东师范大学出版社，2011:39.

在弗洛伊德的看法中，社会必然会对人的生物冲动进行压抑。而被压抑的冲动可以升华为具有社会文化价值的奋斗动力。人会在"压抑"超过"升华"能力的时候，患上神经症，这时就必须减轻人的压抑。而个人与社会的关系基本是固定不变的：个人不变①，只有在社会对他的生物冲动施加更大压抑，或者允许其得到更大满足时，才发生变化。

同时，弗洛姆认为弗洛伊德对人与人的关系的理解，也和市场交易类似：人之所以和他人发生关系，因为他必须通过与他人产生关系来满足自己的生物冲动。这种关系是达到目的的手段，而非目的本身。

但弗洛姆对此质疑。他表示，个人与世界之间有着特殊联结，这联结并非来自于每个人本能需求的满足或受挫。并且人和社会的关系绝不是静止不变的，虽然人确实会有诸如饥渴、性等需求，但是引起人性格差异的那些冲动，比如爱恨、贪求权力、渴望臣服及沉溺于恐惧或感官享乐等，这些变化并不一定是在社会关系里被动地发生，它们可以被看作是社会进程的产物，也就是说个体会根据社会的变化和要求主动发展出不同的冲动。并且，社会不但具有压抑功能，而且还有创造功能。不然，你无法解释，为什么人的性格会随历史时代的变化而发生明确改变。比如说野心

---

　①　指个体的人格结构通常来说是稳定不变的。

这种东西，弗洛姆提到，在中世纪的人身上几乎不怎么看得到，但从文艺复兴到现代资本主义时期，它却成为最普遍不过的存在。

弗洛姆不愿将人和社会的关系看作一种机械的动力反馈关系，而是将它看作一种流动的、相互影响和相互塑造的存在。为了更进一步地解释这一观点，他提出了"静态适应"与"动态适应"的概念。

## 适应与孤独

之所以要产生适应，是为了保持个体与环境的联结。这种联结使我们能够更好地顺应、改造环境，同时它也能够帮助我们抵御孤独。

弗洛姆指出，适应有两种方式：一种叫作"静态适应"，指的是模式上的适应，但是整个性格结构并没有改变，只是采纳一种新习惯。他举了个例子：中国人到美国吃饭，自然会换用刀叉。它是一种适应，但不会引发新的冲突或性格特征。

但动态适应的过程和后果则更为复杂深远。弗洛姆在书中举了孩子屈服于严厉可怕的父亲，从而变成"好孩子"的例子。虽然孩子因为惧怕父亲，无法表达愤怒从而在表面上表现得很乖，但实际上孩子内心可能积压了无法表达的敌意，并且激发新的焦虑，同时也可能引发反抗，这种反抗可能会在无法意识化的情况下，泛化并指向整个生活。

这样的适应过程就可以被称为"动态适应"。这种适应在精神分析里也可以称为不良防御，它保护了当事人免除某些迫在眉睫的痛苦，但是却激发了新的冲动和焦虑，并可能在现实中造成更大的问题。

弗洛姆指出，如果社会环境是不合理、有害于人的发展的，那么身处其中的人就可能产生强烈的破坏欲，或虐待冲动之类的社会心理现象。

弗洛姆的这一发现穿越时空，仍然可以解释我们当下社会的许多问题。比如在疫情后，日本社会出现了一种极为糟糕的现象：广域强盗事件。一群有组织的青壮年自称为路飞海盗团[①]，以招募的方式寻找同伙，对富有的日本老年人进行猎杀。在一些日本专家眼里，这是一场犯罪大海啸即将袭来的前兆。而社会学家认为，之所以会出现这样的犯罪现象，是因为日本战后"婴儿潮"与"Z世代"的代际矛盾。

日本政府对年轻人利益的长期边缘化，使得越来越多的年轻人对老年人产生了仇视。机会的边缘化使得年轻人在职场中被年长者长期压制，政治上的边缘化使年轻人能得到的政策倾斜和支持也低于老年人，而日本的终身雇佣制，延长退休的举措，又使得年轻人的就业环境进一步恶化。

日本作家藤田孝典曾著书《贫困的一代：被社会囚禁的年轻人》，专门阐述这一社会现象。许多年轻人由于贫困而无法完成

---

①　日本漫画《航海王》中的海贼团。

学业，毕业后进入黑心公司被摧毁身体，使得年轻一代越来越颓废和感到无力，而这些现象也正是酝酿"广域强盗事件"的前身。由此可见，当社会体制变得扭曲和残酷，身在其中的群体也不可避免地产生破坏行为和施虐冲动，犯罪事件正是这一特征的集中表现。

正因为如此，弗洛姆坚持认为，要谈人，就必须同时观察他所处的社会。人有生存需求，吃、喝、睡、性、保护自己免受侵害等，这些属于强制性的生物化需求。除此之外，人还有另一种刻不容缓的需求，就是"与自身之外的世界相联系，以免孤独"。

而这两种需求的满足方式，都脱离不了人的生活模式。生活模式是决定整个性格结构的首要因素，因为人要自我保存，就会迫使人接受他生存的环境。而决定我们生活模式的关键，则是社会经济制度。

人要自我保存，不仅需要满足生存刚需，在精神上，他也必须拥有归属和联结。这一点对孩童尤为明显。温尼科特曾说："没有单独的婴儿。"为什么？因为单独的婴儿根本无法存活，所以只要有活着的婴儿，就必然有与他在一起的母亲。这幅画面既在讲生命的起源，也在讲人类得以存续发展的一种重要元素——**关系**。

正因为这个迫切的需要，无论是宗教、民族主义，还是奇怪荒唐的风俗和信条，都可能成为"避难所"。它们能够让人忘记孤独。

　　而如果一个人能够清楚地看见孤独，就意味着他必须承受这样的体验："由于意识到自己与自然及他人不同，意识到——哪怕非常朦胧地——死亡、疾病、衰老。与宇宙及其他所有非'他'的人相比，他必然备感自己的微不足道与渺小。除非他有所归依，除非他的生命有某种意义和方向，否则，他就会感到自己像一粒尘埃，被个人的微不足道感所压垮。他将无法同任何能赋予其生命以意义，并指导其方向的制度相联系，他将疑虑重重，并最终使他行动的能力——生命——丧失殆尽。"①

　　孤独，这个自由的副产品，也是生命不可承受之重。

　　也许到了这里，这样的感觉变得愈发突出：人从人与自然的一体化状态中获得的自由愈多，愈成为一个"个人"，他就愈别无选择。或者臣服，成为极权主义的羔羊，以放弃自由与个人的完整自我为代价，去交换一种和社会联结的纽带。当然，在弗洛姆看来，这种倒退和逃避并不能为我们兑现我们想要的幸福。又或者，我们必须往前走，就像弗洛姆在《爱的艺术》中所说，去发展我们全部的人格和创造性，因为只有在自发之爱和生产劳动中与世界相连，才能确保真正的安全。

---

　　① 艾里希·弗洛姆.逃避自由[M].刘林海，译.上海：上海译文出版社，2015:13.

## 动态适应

　　静态适应是一种仅在模式上的适应，不会引发新的冲突或性格特征。相反，动态适应虽然保护了当事人免除某些迫在眉睫的痛苦，但是会激发新的冲突和焦虑，并可能会在无法意识化的情况下，泛化并影响整个生活。

第六章　接受或拒绝自由，这是个问题

Chapter Six

弗洛姆了不起的贡献就在于，他将精神分析的视角从个人发展的脉络和线索转向了社会，在更广泛的社会视角上去观察和理解人的存在。不同于弗洛伊德的经典精神分析，弗洛姆认为人是社会性的存在，受到社会结构和文化的影响，他对这一点的着重强调也使得他在当时的正统精神分析圈内被越来越多人视为异类。

然而这并没有挫败弗洛姆的研究。在逐渐形成自己的主要观点的过程中，他越来越多地抛弃和反对弗洛伊德的"性驱力"理论，即力比多能量位于个体人格核心的假设，转而提出了"社会性格"的观点。原因在于，首先，他推断自我生来并不是经典精神分析中所谓的白板——一块没有独特的经验特质的白板。弗洛姆观察到在出生时和出生之后，人类立即就形成一个社会化的个体。从那时起，一个人的自我就形成了，带着独特的人格、情感，并且在与周围社会环境的互动中不断被塑造。

　　弗洛姆从这时开始，持续地思考社会性格这个概念，并在余生中不断对其进行完善。然而有意思的是，尽管他努力地想要脱离弗洛伊德的理论体系去发展该概念，他却并没能彻底摆脱性驱力的理论，区别只是有时他将性驱力理论放在社会性格形成的次要位置，有时却将它视作推动社会化进程的主要力量。对于他的反复多变，人们猜测这和他在临床上的工作脱不开关系，我们知道，对于临床心理学家来说，病人常常是他们的老师。显然，弗洛姆在临床技术上的变化和病人身上的变化，让他改变了对弗洛伊德性驱力的观点。尽管他常对弗洛伊德的观点提出猛烈攻击，但他依然无法彻底否认弗洛伊德的理论在他研究中的贡献。在关于自由的议题中，我们会看到经典精神分析中的诸多观念与弗洛姆的研究仍有许多呼应的线索。

　　了解了自由的暗面之后，在本章中，我们将跟随弗洛姆的脚步，继续探讨在接受自由和拒绝自由的选择里，究竟是哪些因素在发挥着作用。

## 始发纽带：一个集滋养与束缚于一身的矛盾起点

从生物学意义上来说，人在子宫内成形之初，能将他与供养者——母亲——连在一起的重要纽带，便是脐带。在人尚未发育出成熟的器官以独立呼吸、进食、消化、排泄之前，他需要通过脐带活下来，并进一步地发育、发展。没有脐带，便没有生命。但如果生命始终依赖脐带而无法独立，则是一种残缺，这意味着个体无法实现独立和分化。社会属性的人也是如此。在弗洛姆看来，自由的程度，正是与一个人能在多大程度上把自身作为一个独立和分离的存在物加以认识和理解有关。

在整个人类的历史上，人类从对自然的完全服从和蒙昧敬畏开始，如同自然子宫里的胎儿，需要完全地顺从于自然环境给予的一切条件才能存活，这个条件下，人与其他动物并无不同。直到经过充分发展，人类开始有了创造力，有了意识的觉醒，开始学习有意识地利用规律而非绝对臣服，人类终于迈出了独立的第一步。

而对于个体来说，这个过程也是如出一辙。利用脐带维系生命的胎儿，出生后依赖于母亲的照顾才能生长。也就是说，那些依靠分享母亲的功能而存活下来的儿童，在独立面对生活的挑战前，都需要通过与照料者连接的纽带获得生存资源。尽管此时没有自由，但是这些纽带提供了重要的安全感和归属感，用弗洛姆的话来说，它让一个人感受到生命的根。

因此弗洛姆这样定义始发纽带："先于个体化进程而存在、并导致个人完全呈现的纽带为'始发纽带'。"所谓的"导致个人完全呈现"是指从生命诞生到发展出自我意识的过程。而关于始发纽带的特性，弗洛姆这样描述："它们是器质性的，因为它们是常人发展的一部分；它们意味着缺乏个体性，但同时又赋予个人以安全和导向。它们是联结母与子、原始共同体成员与其部落及自然、中世纪人与教会及其社会阶级的纽带。"①

关于由始发纽带带来的挑战，弗洛姆称："一旦个体化全部完成，个人从这些始发纽带中解放出来，他又面临新的任务：他必须自我定位，在这个世界上扎下根，寻找不同于其前个体存在状态所具有的更安全的自我保护方式。此时的自由含义也与以往不同。"②

通过上述描述，我们可以概括出始发纽带的几个特性：

---

①艾里希·弗洛姆.逃避自由[M].刘林海，译.上海：上海译文出版社，2015:16.

②艾里希·弗洛姆.逃避自由[M].刘林海，译.上海：上海译文出版社，2015:16.

1. 提供孕育功能并支持早期发展；

2. 个体受保护的同时受束缚；

3. 它意味着关系的联结；

4. 切断纽带将带来自由及新的挑战。

如果没有始发纽带，或许一个人在生理和心理上将连发育成形的机会都没有。但是当我们谈论自由，我们就必须谈及在切断纽带，去面对自由时，可能会遇到的挑战及其强度。弗洛姆在《逃避自由》一书中举例，一个儿童逐渐长大，从事事依赖父母、顺从父母，到开始有了独立的见解和渴望自主的意识，在这个过程中，教育将推动儿童的个体化进程，而这可能会使母亲的地位改变，母亲与孩子的愿望发生冲突，并受到孩子的敌视。

由此可见，始发纽带与稳定和可控牢牢地联结在一起，而当它遭遇冲击或面临切断时，它可能会对纽带两端的双方同时造成巨大的冲击与失控感。

事实上，这与玛格丽特·S.马勒（Margaret S. Mahler）[①]所提出的共生与分离个体化的概念亦有异曲同工之处。共生（symbiosis）原为生物学术语，指两个有机体相互依赖而生存。如白蚁和它肠内的鞭毛虫，鞭毛虫能帮助白蚁消化木材纤维，白

---

① 玛格丽特·马勒（1897—1985），匈牙利病理心理学家和精神分析师，是动力心理学学派客体关系理论的主要奠基人。

蚁则提供鞭毛虫生存养料，两者都无法脱离对方而独自生存。

马勒以此为喻，说明婴儿与母亲最初的一体状态：共同的边界，共同的体验，相互依赖。重要的地方在于，在共生之中，母亲需要婴儿的程度就如同婴儿需要母亲一样强烈。这种强烈的需要也是婴儿能够活下去、得到充足照料的起点。

然而仅仅只有共生是不行的。随着婴儿的逐渐长大，生理心理发展的需要都会促使婴儿做出更多的基于自身主体性的尝试，在这个过程中，需要母亲能够了解并协助孩子以合适的节奏与方式逐渐完成与母亲的分离，创造出足够的空间以支持孩子自我功能的发展。

可见，在生命发展的早期，共生期是必需的，是存活的保障，也是分离个体化能顺利进行的前奏，分离个体化让一个人能够逐渐成为有自主意识和自主能力的独立个体。然而如果只是停留在共生期而不能迈进分离个体化的进程，一个人的主体性就无从得到发展，他也将无法建立更为健康的边界，就好像"困在旧有躯壳里无法蜕变成长的蝉"。

一个人要告别始发纽带，就如同要告别共生阶段。他可能面临着内外两重困境。内部的困境在于，或许因为我们自身惧怕外部挑战从而不愿意离开温暖的巢穴；又或许建立纽带的另一方并不情愿切断它，因为始发纽带不仅带来依恋，也带来关系中的确定感和可控感，这样的相互依存让人避免了弗洛姆所说的"最令人恐惧的孤独"。而外部的困境则在于，个体将面对前所未有的新局面，以自己刚刚建立起的行走能力踏上充满未知的旅程。这将是十分孤独的，旧有的一切依赖或许就此烟消云散，个人必须冒着经历失败和挫折的风险，面对庞大且带有压迫感的命运，同时在不确定和失控感的风浪里努力维持自己的平衡。

由于这两种困境，许多人在切断始发纽带，迎接自由和随之而来的自我诞生之时，选择了拒绝踏出这一步。有这样一位来访者，他从小就因为出色的成绩和温顺的性格得到身边大人的照顾和宠爱，因此，在一路读书到工作的过程中，他很幸运地几乎没有经历什么挫折，在如愿进入一家外资银行之后，他也在5年多的工作经历中，顺风顺水地一路升至部门经理。而这一切也离不开他所信任和仰赖的领导的扶持。

然而在新冠疫情中，金融业大受打击，他所在的银行也无可避免地开始了裁员，而他的上司在由裁员引发的部门斗争中失败，黯然离开了这家银行，他也因为种种原因，被整编进入了新的部门。过去的好时光一去不复返。没有了原先上司的保护和指导，他必须直面新的任务及挑战，这时他发现，原来他并不知道如何处理同级同事之间的激烈竞争和敌意，面对新来的下属，他也缺乏设立目标和团结大家的能力。在过去，因为有上司的庇护和照顾，每当有人对他不满或是略有微词时，他的上司都会通过手中的权力将这些障碍抹平。当然，上司如此袒护他，也是因为他在专业能力上确有所长，又十分听话。但是如今，需要他自己面对这些困难，想办法谋求发展时，他才发现自己在理解人际关系的心智能力上十分孱弱。他在咨询室里形容自己，虽然已经工作5年多，担任着部门经理，但实际上的职场人际能力就像草原上刚出生的羚羊，跌跌撞撞站不起来，也走不远。

他想弄明白究竟发生了什么，为什么自己的这部分心智会如此单薄。在随后的咨询中，随着对他的母子关系及早年生命中重要的成年人的关系的探索，咨询师发现了其中的原因。在这位来访者幼小的时候，按照妈妈的期望表现出乖巧与聪明，就是他能获得认可和疼爱的途径。这意味着他并非因他本身的样子被接受和爱护，而是通过达成某种条件来获得本来作为孩子，理所当然应当得到的爱与照顾。这使得他早早就在无意识中学会了压抑自己的真实需求，包括真实的对母子关系的感受，对自己情绪的理解和表达，以及对自己的确认。

母子关系中的这种情形让他很快学会了对成年人的察言观色和迎合。在他的感受里，他需要的东西只能通过让别人喜欢他来得到，且只能通过交换而来。因此，在后来读书工作的过程中，他通过发挥这种炉火纯青的"童子功"，迅速地和老师及领导建立了一种类似母亲与孩子般的依恋关系。这意味着，在与他人建立关系的过程里，他不能根据年龄的增长、目标的变化而改变和发展出与自己年龄匹配且适应的情感模式，他只能通过把新遇到的关系统统变形成某种形式的"母子关系"，才能够在关系里继续存在，并发挥自己的功能。

这就相当于，虽然他成年并踏入职场，却从未真正切断和离开自己的始发纽带。而当新的挑战发生时，他迅速被这种从未面对过的情形打垮，并体验到创伤。

而在这个过程中，他的母亲也扮演了至关重要的角色。她从不允许他轻易独自行动，他必须住在家里，工作和生活中的事都要经由她过问、把关，她也会在后台为这位来访者打点各种职场关系，准备礼物并要求来访者按自己所说的去给各路领导送礼。在提及对此种情形的感受时，来访者表示，他既痛苦、厌烦，又感到依赖和安心。因为虽然母亲的做法让他常常感到没有自由，但是母亲为他解决一切问题的做法又让他不必去承受焦虑和不确定，他可以把所有的难题都交给母亲去处理。

显然，这是一种无法从始发纽带中发育完全并脱离的典型悲剧。

那么对于他来说，他要如何去面对这种情形并从中摆脱呢？假如这位来访者渴望发展与独立，那么他需要做的便是，在咨访关系中与咨询师建立一种融合性的关系。这与早年和母亲的融合不同，新的融合关系是一种带有觉察和目标的成熟的融合，咨询师会在融合性的关系里，协助来访者触摸并逐渐找回那些曾被压抑和否认的情感体验，帮助来访者去逐步进行整合。进而，在来访者一点点地有所成长时，咨询师跟随来访者的节奏，逐渐地从融合的关系中退出，既保留着在当下阶段来访者需要的支持，同时又腾出空间让来访者尝试发展出他自己的自我功能，去练习面对和处理生活中的挑战，发展面对挑战带来的焦虑时的耐受能力，并积累从自己的真实需要出发去面对现实后所带来的成功体验。

借此，一个个体才有可能从病态共生的关系里，从早已不再适用于发展的始发纽带中脱身而出。

事实上，在人生的每个不同阶段，当我们需要面对现实的新挑战和内在发展的新需要时，我们可能都需要意识到，我们将要经历一个告别旧有的始发纽带，带着不确定感，跌跌撞撞地进入新世界的过程。比如，当一位成熟的职场人，准备考虑要去创业，此时就是一个象征意义上的新出生，新身份将要就此诞生了。然而如果在过去的职业生涯中，个体积累的经验、能力、心智成熟的程度都不足，就相当于在始发纽带中得到的营养不足，新身份的诞生就可能会遭遇"难产"。这也是为什么很多人会面对这样的困境：一个人看似拥有着绝佳的机遇，所有的人都认为他该积极把握、大胆投入，但这个人自己却犹疑不定，甚至选择放弃这个所谓的千载难逢的好机会。

始发纽带是否能给予一个人足够的支持和养分，让他强壮到足以面对未知世界或正面或负面的可能性，这个问题的真实答案，唯有在面对新道路时，才会在他的内心感受中浮现出来。事实上这个逐渐强壮的过程，也就是弗洛姆所说的个体化进程。

始发组带

　　指个体从生命诞生到发展出自我意识的社会状态或成长阶段。随着个体长大，生理和心理发展的需要都会促使个体做出更多基于自身主体性的尝试，逐渐告别始发组带，完成分离个体化。

　　而这一过程可能会面临内外两重困境的挑战：内部的困境在于，始发组带带来的依恋、确定感和可控感以及对外部挑战的恐惧使我们不愿切断它；外部的困境则在于，个体将冒着经历失败和挫折的风险去面对未知的新局面，同时需要在不确定和失控感中维持自己的平衡。

　　个体能否很好地适应、面对未知世界与相应的挑战，也取决始发组带是否能给予他足够的支持和养分以实现发育完全并脱离。

# 个体化进程：一段自我力量增长与孤独日益加深的矛盾旅程

　　一个人从自我意识中诞生，这是生命发展了不起的开端。所谓的个体化进程，也就是指一个人在身心两个方面，经由发展而变得愈发独立和完整的过程。我们可以理解为，个体在身心两方面，都达到了足以独立应对生存挑战的状态，既有韧性又有强度，同时边界清晰。

　　在弗洛姆的描述中，他认为，这个进程有两个特点。第一个是个体在肉体、情感、精神上越发强壮，各方面的强度与活动都在增加，并且在个人意志和理性的引导下，有组织、有结构地发展起来。

　　这个过程实际上也是人格在逐步成长、成熟和日趋完整化的过程。因此，个体化进程可以被看作是自我力量的增长。而这个增长，不可避免地会有其局限。这些局限有一部分来自于个人的条件，比如先天的禀赋、基因的遗传、家庭养育的经历等，然而更大的限制，在弗洛姆看来，是受制于社会条件。这里的社会条件，我们可以看作是一个庞大而缜密有序的社会结构，它在整体的文化层面和资源流动秩序方面对身处其中的人做出了制约，相当于个体发展的"天花板"。弗洛姆特别指出，虽然个人之间的条件也许差别很大，但每个社会的个体化水平程度是有一定限度的，一般的正常个人无法逾越。

弗洛姆明确了社会结构的威力。这一点也不难理解。奴隶制社会的个人不可能有机会奢望个人创业，独自享受健全而有保障的生活；封建制的国家也不会给难以计数的普通人凭借智慧积累财富实现阶级跃迁的通道。一种社会体制也就意味着一种阶层的秩序、经济活动的规则及权力与权利分配的范式，身处其中的个体难以超越它所框定的"天花板"。

个体化进程的第二个特点，是日益加深的孤独。始发纽带提供了最初的安全保护，以及与外部世界连为一体的基本条件。儿童在没有意识到自己和他人其实是两个分离的个体之前，始发纽带带来了一种无与伦比的融合感与安全感。然而，一旦个体意识到自己其实是独立存在的，是与世界分离的，就可能会被无能为力感与焦虑感淹没。在他的感知里，世界庞大无边且具有压倒一切的力量，其中虽然可能有美好的存在，但也有无法预测的重重危险。

未在身心两方面真正体验到孤独的人，将无须感到害怕，而一旦个体化的进程将个体推到体验孤独与分离的位置上，他就将变得形单影只，必须独自面对世界的危险与强大压力。

　　这一点，我想每个人都会有所体会。弗洛姆讲述了儿童期的转变，我们在成人生活中也不乏看到许多类似的转折。比如在临床上，因为即将进入婚姻关系而感到焦虑和恐惧的年轻人；因为要为人父母却忧心自己能否胜任此种角色而抗拒怀孕的夫妻；因为无法掌控人际关系中的焦虑及对更高挑战的恐惧，而选择待在基层员工位置上逃避发展个人能力的职场人……几乎都在某种程度上，承受了来自个体化进程所带来的孤独和恐惧的"威吓"。

　　意大利童话《不肯长大的小泰莱莎》讲述了一个类似的故事：可爱的小姑娘小泰莱莎因为得知父亲被国王征兵打仗而死在沙场，悲愤地许愿自己永远不要长大，不要去明白那些人世间的不公。在这里，长大成人被小泰莱莎体验为一种"可怕的被迫""抛弃家庭和带来分离的痛苦之源"，显然，小泰莱莎父亲的命运，也代表着弗洛姆所说的"个人无法超越社会的制约"。

　　结果她如愿以偿了，在同龄姑娘都为自己缝制嫁衣时，她仍然是个小女孩。不过后来小泰莱莎为了照护自己所爱的人，在每一个必须经由长大才可以胜任的任务前，不得不选择了长大，最终，经历了从小孩——一步步长大直到变成巨人——最后恢复正常的过程，并终于获得了幸福。

　　在我看来，这篇童话有着非常巧妙的寓意。小泰莱莎因为丧失和创伤而抵抗成长，事实上，被困在始发纽带里无法脱离可以看作是一种创伤性的体验，个体丧失了发展自身功能、探索能力边界、施展创造力以及探索世界的机会。用经典精神分析的话语来说，就是她的力比多和攻击性都无法向外投注，更无法通过升华来获得创造性的结果，只能被迫压抑或者转向自身，这对个体来说也意味着难以承受之重。

而创伤会使一个人的心智模式和时间感凝固，这种抵抗和凝固，在小泰莱莎的故事里，被她投射到了自己的身高上。而在现实生活中，则可能被投射到个体的各种能力发展和身份转换上。结果就是我们虽然感受到了强烈的内在驱动，希望能向前一步，但又受制于孤独与无能为力感的威胁，做出了放弃独立的选择。

而这种放弃是有代价的。当我们为了回避孤独和无能为力感，就可能选择放弃自我个性，忽视内在声音，选择将自己完全消融在外部的世界里。然而这样的消融带来的并不是彻底的安宁，弗洛姆指出：个体化进程是无法撤回和倒带的。如同儿童永远无法在肉体上返回母体的子宫，个体化进程在物质层面上也是不能重复的。因此，如果是基于逃避孤独与无力，而采取放弃个性的方式重回融合的状态，这个人所退回的也绝不可能是始发纽带，他注定无法获得没有恐惧的安宁。同时，这种新纽带与因自我增长到达一定强度导致始发纽带被切断是完全不同的。

举个具体的例子。一位因为感情困扰走进咨询室的女性来访者，向咨询师倾诉她的苦恼。她的男友和她在一起已经超过5年，双方已经经由长期的相处产生了很深的情感羁绊。然而他们的关系无法更进一步发展，原因是这位姑娘的男友自从他们在一起一年左右之后，就一直没有再出去工作过。一开始，这位男性的理由是自己被职场人际关系所伤，需要时间平复，女孩也十分体贴支持他，然而这个状态持续了4年，男友也完全没有要出去工作的迹象。尽管每次在沟通这个问题时，男友都表示自己会尽快行动，但实际上这个努力只持续了短短几天就会告终，最终，男友干脆连这种姿态也不愿做了。

考虑到结婚生育，以及需要两人共同承担的责任，女孩十分焦虑，可是她却无法对现状做出什么有力的改善。当她一次次提出这类问题时，男友甚至会和她吵架，质疑她的情感，这让女孩很愧疚，因为男友平时也会做些家务，心情好时也会对女孩很温柔，但这一切都不足以卸下女孩的负担。随着她的年龄迈过32岁，这种剧烈的焦虑和挣钱养家的压力已经让她的身体接二连三地出现了问题。

显然这段关系中的男友是拒绝独立与分化的。毕竟当他在关系里维持原样时，他不用为吃饭住宿烦恼，也无须面对工作过程中恼人的压力与人际冲突，更不需要面对自身的成长与相应的挑战和痛苦。待在这样一种始发纽带般的关系里，他可以回避一切作为独立个体所必须回答的责任与问题。

然而重点是，我们要了解女生为何困在这样的关系里出不来。

在工作中，咨询师了解到，女孩内心也有很多恐惧，她担心以自己的年龄已经没有更好的选择，身边和自己一样大但找不到对象的女性比比皆是。更糟糕的是，在和这个男友相处的过程中，尽管痛苦，但她已经不知不觉适应了和男友的互动方式，不知道要如何和其他男性互动，从零开始建立关系。女孩听说社会上各种各样的"杀猪盘"，对遭遇骗子充满恐惧；并且，高度繁荣也压力巨大的城市生活，让她感到无比孤独，除了男友，她似乎没有其他人可以依靠；最重要的是，躲在这样的关系里虽然痛苦，但是比起可能被新的陌生对象评判、抛弃或是欺骗，眼下的关系要确定和安全得多——尽管这里的安全要打上引号。比起未知，已知的痛苦更容易掌控和预测。

也就是说，这对痛苦的情侣，因为害怕面对各自的个体化进程，选择"臣服"于这样一种不健康的关系。男友利用和压榨着女孩，仿佛她永远不会死、不会垮，他能像婴儿一般一辈子赖在女孩的怀抱中不用承担风险；而女孩躲避在充满风险的关系里，目的是躲避那些虽然看不见但极具威胁性的孤独与压力。

可是这样的臣服注定充满冲突。弗洛姆这样解释：为了克服孤独与无能为力感，个人便产生了放弃个性的冲动，要把自己完全消融在外面的世界里……此类企图必然带有臣服特征，其中权威与臣服于它的儿童之间的基本冲突永远不会消除。儿童可能在意识上感到安全和满足，但在潜意识里，他却认识到其代价便是放弃力量与自我完整。因此，臣服的结果是物极必反：既加剧了儿童的不安全感，同时又制造了敌视与叛逆的情绪。①

在我们刚刚举到的临床案例中，来访者一度以为，自己对男友给予更多的照顾与爱可能会使他愿意做出改变。但实际上，这些给予在潜意识的深处带有控制与交换的色彩，同时它与女孩真正的独立自我所需要的力量完全相反——女孩内在的深层愿望，是希望自己有勇气走出这样的不良关系，不再消耗情感与精力。然而为了意识层面的安全与满足，她选择了忽视这个声音，拒绝以独立自我的态度来和男友谈论他们关系的走向，而是采取了更容易但也更无益的方式试图解决问题，在这种情况下，关系中的潜在冲突将被加剧，而由此积累的攻击性，无法向外表达时，就会转而对准女孩自己。失败的女孩愈发自我怀疑和厌弃，她痛恨自己无法保护自己、维护自己，这进一步让她进入了恐惧-依赖的恶性循环。

个体化进程是一个获得与丧失同时并行的过程。如果它进展得健康顺利，一个人将越来越有能力自由地表达自我，不受始发纽带的束缚与限制。就如同刚刚案例中的来访者，她将不会因为关系最初的美好就放弃了对真实自我的维护。一个有营养的始发纽带，应当给个体带来足够的滋养，让他能够拥有越来越强壮的

---

①艾里希·弗洛姆.逃避自由[M].刘林海，译.上海：上海译文出版社，2015:19.

边界，越来越稳固的自我，这是获得的方面。

而丧失的部分，则是由于曾经的联结而获得的安全感及自信心。这个过程无疑是充满动荡与焦虑的。没有任何一个人的蜕变可以在轻松愉悦中，毫无压力地顺利完成。这几乎可以说是获得更多自由的必然代价，谁若想逃避此种代价，就相当于是在逃避自由本身。

## 个体化

所谓个体化进程，也就是指一个人在身心两个方面，经由发展而变得愈发独立和完整的过程。也可以理解为，个体在身心两方面，都达到了足以独立应对生存挑战的状态，可以达到既有韧性又有强度，同时边界清晰。

个体化进程具有两个特点：第一，个体在肉体、情感、精神上越发强壮，各方面的强度与活动都在增加，并且在个人意志和理性的引导下，有组织、有结构地发展起来；第二，个体化进程将个体推动到体验孤独与分离的位置上，其将感受到日益加深的孤独。

## 选择自由需要充分的外部条件

毫无疑问，在弗洛姆的看法里，个体能够选择自由，实现个体化进程，是需要条件的。这些条件就是"经济、社会、政治"的条件，是在宏观环境里首先提供充足的支持和开放的空间，微观环境中才可能接收到给养，让个体化进程能够顺利展开。

举个非常简单直观的例子。在解放前，西藏地区的人民一直遵循的是农奴制，农奴没有土地，所以无法获得自主的经济收益，更不可能有机会获得教育，走出山区。如果偶然有一个孩子因为某种奇特的因缘际遇获得了智识上的启蒙，他也仍然极有可能被困在高原上受尽束缚度过一生。

然而当中国完成了对西藏地区的解放，彻底结束了农奴制，无数的百姓才有机会恢复自由与平等之身，并享受新的分配制度带来的福利，拥有改变自己生活质量的物资，并借着当时的国家法制和扶持政策，过上过去数代人所不敢想象的生活。

在和谐有序且匹配的条件基础上，始发纽带的逐步脱落与个体化进程将有可能进入一个均衡的状态：力量日益增长，而个体化也不受阻碍，同步日益加深。旧的纽带逐渐脱落，而新诞生的个体化又能获得足够稳定的实现基础，在这样的情况下，人便无须逃避自由。

人类的整个历史都是冲突与斗争的历史。每一次的进步，个体化的每一次加深，都可能会带来更进一步的不安全感及威胁。然而无论我们能否应对这威胁，始发纽带一旦切断，就无法重续，因为融合而无须畏惧的早期乐园，一旦离开就无法返回。正因为如此，当始发纽带断裂，新的环境又因滞后而不能支持个体化的顺利进行时，人们会将自由看作是无法承受的负担。在这种情况下，自由会转变为怀疑，而在超过承载范围的高压与焦虑中，人们也将无法提取意义，确定方向，因为此时失败的后果无法预估而变得无法承受，人们也将因此产生逃避自由的强烈冲动，这种冲动或转化为臣服，或转化为其他的逃避机制。为了逃避这种可怕的不安感，放弃个人自由也在所不惜。

这结果听起来似乎有些悲观。我们要如何在不确定和不安全感中去面对始发纽带的丧失，并解决个体化进程及与世界的联结呢？弗洛姆指出，有一种唯一可能的创造性方案，就是："人积极地与他人发生联系，以及人自发地活动——爱与劳动，借此而不是借始发纽带，把作为自由独立的个体的人重新与世界联系起来。"①

---

①　艾里希·弗洛姆.逃避自由[M].刘林海，译.上海：上海译文出版社，2015:23.

事实上，在这一点上，弗洛姆和弗洛伊德几乎做出了一模一样的回答。弗洛伊德回答关于什么是人生中最重要的两件事时，他的答案正是：去爱，去工作。

那要如何去理解这个答案呢？

爱意味着要走出全能自恋，走出完全的以自我为中心的倾向，达·芬奇的名言"知与爱成正比"也强调着所谓的爱必须包括对所爱对象深刻的了解。弗洛姆亦提出，我们能够理解他人的前提是我们对自身也必然有深深的了解，同时我们还愿意磨炼自己爱的能力，以便和所爱之人、所爱的事物之间建立具有创造性的、相互成长的关系。

从这一点来看，爱还意味着一种很重要的能力：现实检验的能力。即我们有能力去反思觉察，我们的爱是否贴近对方的本质，这意味着爱更多的是"如其所是，而不是如我所愿"。

去工作，则是以创造性的方式和他人及世界关联在了一起。工作意味着一种现实改造的能力，从经典精神分析的角度来说，它为力比多和攻击性的投注与升华提供了方向，让一个人的自我功能得到发展，实现适度的社会化，避免了超我的严厉打压，也避免这两种驱力滞留在一个人的本我中，造成破坏性的自我迷恋与自我攻击。而在客体关系的角度上，它意味着主动地寻求与建立关系，并在关系中刷新旧有的体验，让一个人的自我得以成长和丰富，因为工作会使得我们必然以各种方式与人合作，在其中，亲密的需要、创造的需要、责任、满足感、自尊等与个人人格成长相关的要素几乎都可囊括其中，它还带来了现实收益，支撑个人的生活与发展，让人得以检验自我，并在自我和世界的博弈或合作中，获得可能取得的成果。当它能够很好地发展时，无疑是非常鼓舞人心并令人越发有确定感和掌控感的，而这些感觉对于一个人能够安然于世来说，至关重要。

在自体心理学中，一个能够很好地完成工作任务并发展自我的人，必然意味着自体的稳固。山本耀司（1943—　）曾说，人活着就是要让自己的自我去和各种不同的事物碰撞，去找寻它的边界，实际上这说的也是一种让自体丰满和立体起来的过程，工作所带来的各种可能性、各种关系，将帮助我们去激活自体中的不同面向，让自体在理想化的牵引中，得到充分的力量感与主动感，进而达成对自我的实现。

解法虽有，挑战仍在。当这个解决方案尚不能为人所用，而自由的威胁依然庞大时，逃避机制就会由此应运而生，而它们，无一例外都远离了爱与工作的本质。

# 第七章　自由带来的身份认同危机

Chapter Seven

在身份认同这个议题上，弗洛姆可以说是有着颇多研究。在撰写《逃避自由》一书之前，他实际上已经在工作中大量接触到这个议题。1929年，法兰克福研究所试图开展一项关于德国工人的思想和物质条件的实证调查。弗洛姆在初到研究所的几个月中协助整理这个项目的大纲，到了1930年，弗洛姆正式成为这个项目的主要责任人。

"在这项调查中，弗洛姆受到了前辈阿道夫·莱文斯坦（Adolf Levenstein）的重要启发，莱文斯坦在1912年对德国产业工人进行了第一次全面的社会心理的诠释性调查，他怀疑常规和单一的工业劳动增加了工人在精神和心理上的贫瘠。并且根据调查结果，他将工人们分为三种'心理类型'——革命型、矛盾型保守、顺从型，这三种类型对弗洛姆有着极深的影响。他很欣赏莱文斯坦的调查方案，以及莱文斯坦将工人们的答案与工人自身的政治取向和经济状况相关联，同时，弗洛姆也想知道，阶级定位、党派属性和'心理类型'之间是否存在关联？"①基于这样的渴望，弗洛姆在他主导的调研中，更多地应用了精神分析的角度，比如不对答案进行按照类别的概括，而是对其中的细微差别和迹象都有所理解，某些关键词语的应用和反复的表达都可能与受访者基本人格倾向的潜在内容有关联。

通过这个调查，弗洛姆试图回应霍克海姆要求他回答的基本问题：是否可以依靠德国工人去抵抗魏玛晚期危险的纳粹运动？

事实上，这个调查在无意之间进入了一个主题：权威主义。不仅如此，这份调查探测到了人们"公开的政治忠诚"与"潜在的人格类型"之间的差异。弗洛姆发现，在明确表达自己的社会主义政治理想的受访者中，实际上只有很少的人在潜在的性格结构和深层情感中呈现出一致的反权威主义。从报告中弗洛姆总结的数据来看，这一占比只有15%。

这种意识层面的认同与潜意识层面的认同的巨大反差，不仅在纳粹的统治中起到了重要的作用，它实际上也在自由的丧失中有着深远的影响。我们有理由认为，如果我们并不了解自己的内心中究竟持有的是怎样的情感体验，我们的内在冲动究竟会被怎样的外界刺激驱动，我们就可能对自己有着错误的预期和期待。就

①劳伦斯·弗里德曼.爱的先知：弗洛姆传[M].郑世彦，计羚，译.北京：中国友谊出版公司，2019:45.

像弗洛姆的德国社会调研里所呈现的，也许许多工人都认为自己是认同社会主义理想和倾向的，但实际上，在真正的危机发生时，这种认同可能会迅速地土崩瓦解，我们内在那些未曾被洞悉过的认同，则可能会在此时把我们带去未曾想象过的方向。

　　而这种未曾预料到的发展，则有可能带来进一步的退缩和对自由的抗拒。表面上想追求的和实际上内心所依靠的，将产生越来越大的分裂。这也是本章我们想要讨论的话题，自由带来的身份认同危机——一方面，自由或许能够让我们有机会去追求新的身份；另一方面，自由则可能会威胁到我们已有的身份认同。最糟糕的是，当我们无法发展自己的身份认同时，我们或许会通过放弃自由，为自己寻找一个"共生且施虐"的权威主义的主人。

## 身份认同

　　"身份"一词揭示的是生活在社会中的个体与他人、群体及社会之间的关系。信息社会学家、传播学家曼纽尔·卡斯特认为，认同是人们获得其生活意义和经验的来源，它是个人对自我身份、地位、利益和归属的一致性体验。

　　在身份认同里，也包含着个体对自我身份的确认，对所归属群体的认知，以及伴随这些理解产生的情感体验及行为模式。因此，当一种身份消弥时，我们可以将其看作是对个体的一种重大的转折和丧失。

# 没有了自由，却有了身份

或许这个标题看起来非常古怪，但如果我们回到弗洛姆对中世纪的论述，你就会发现它合情合理。

封建社会早期，人在社会等级中的地位是固定的。一个人在社会地位上几乎没机会从一个阶级转变到另一个阶级。从地理位置来讲，他几乎不可能从一个镇迁到另一个镇，或从一个国家迁到另一个国家，他必须从生到死，待在一个地方，甚至连随己所好吃穿的权利都没有。工匠的产品必须限价售卖，农民必须到指定的城镇市场买卖。行会会员不得向非本行会的会员泄露任何生产技术的秘密，还必须与会友共享便宜的原材料。个人、经济和社会的生活都是受制于种种规则和义务，概莫能外。

但是，尽管中世纪的人在现代意义上是不自由的，但是他既不孤单，也不孤独。由于自降生起人便在社会体系中有了一个确定的、不可变更而又毋庸置疑的位置，所以他扎根于一个有机整体中，没必要也无需怀疑生命的意义。人与其社会角色是一致的，他是农民，是工匠，是骑士，而非偶尔从事这种或那种职业的个人。社会等级便是一种自然等级，也是给人以安全感和归属感的明确部分。[①]

从弗洛姆对中世纪的论述中可以看出，中世纪的人是没有现代意义上的自由的。如果用弗洛姆的理论理解，可以说这时候的人尚未分化出个体化的部分，因此甚至可以说不存在失去自由，因为他本质上也没有自由过。而相对应的是在社会阶级和社会角色上，一个中世纪出生的人从生下来的那一刻便被赋予了明确的身份。这种身份从大的社会文化背景，跨国界的宗教体系，到小的家庭文化氛围，再到具体的个人成长历史中，时时刻刻点滴渗透，形成了一个"人如何看自己"，以及"社会如何看待他"的浑然天成的视角。

在这样的一种身份认同中，环境与个体的关系，个体从意识到内心似乎都浑然一体，只要外界或内部不发生剧烈的变动，那么这种认同带来的就是一种深深的"脚踏实地"的感觉，如同大树扎根于土地。"我是谁，我从哪里来，要到哪里去"的问题，

①艾里希·弗洛姆.逃避自由[M].刘林海，译.上海：上海译文出版社，2015:26-27.

也有了一个无须费力便能回应的答案。

　　当然这也是有代价的。代价就是人缺少了流动和选择。而经由之前的探讨，我们也从弗洛姆这里得知，当我们想要拥有流动和选择的自由时，我们也就同时要面临着孤独和无能为力感。每一种选择，都有其风险。

　　对于中世纪的人来说，在未被宗教改革和文艺复兴冲击之前，这种没有自由却有固定身份的稳定便是一种平衡。而后，这种平衡被打破。这种打破从生产力的发展规律来看，属于必然，相当一部分人经由社会变动脱离了过去世世代代承袭的社会阶层与职业身份。然而，只有少部分人能真正在这种变动中，从外在形式到内在的深层情感上，脱离原有的始发纽带，建立起稳定、强壮的新身份。大部分的人在这种变革中并没有分享到统治集团的财富与权力，而是在失去原有的安全感之后，成了一群乌合之众。

　　弗洛姆评价文艺复兴时，除了对它积极意义的肯定，也指出，它只是"有权势的、赋予上层阶级的文化，他们是新的经济力量风暴上的浪尖人物。当权者向广大民众谄媚，或威逼利诱他们，但却总是操纵并剥削他们。一种新的专制主义随着新的个人主义同时产生"。

　　这意味着什么呢？这意味着对于广大民众来说，他们其实很难真正通过新的自由去确定一种新的身份。新的经济制度强调任何事情都要依靠自己的努力，而不是传统的地位和身份认同所带来的保护，人在这种情形下陷入了孤立。而这种孤立使他们一方面得以有所进步，另一方面却依然受到专制的约束和控制。

尽管文艺复兴带来了更繁荣的经济活动和财富，人们通过这些得到了一种自由感和个性感，但同时，他们也失去了中世纪结构提供的安全感和归属感。更自由，却更孤独。为了抵抗这些孤独，弗洛姆认为这些新兴的富裕阶级陷入了强烈的自我中心，贪求权力财富，永无止境。借助对名声的无尽追求，富裕的个体尝试消除关于生命意义的疑问，以及他人和自己的关系不再能够提供安全这一孤独的事实。而中下层阶级和农民，在这场新的巨变中，则通过路德宗和加尔文宗来试图掌控自由之后的失控感。之所以这两个教派会吸引这些人群，是因为"它们表达了这些人的新自由感及独立感，还有那种无能为力及焦虑感……它们借教义加强了这些感觉，并提出了化解对策，使个人能对付不堪忍受的不安全感"。①

事实上这样的现象和规律在我们的文化与社会生活中也同样存在。

2023年的高分电视剧《漫长的季节》，正是以东北为背景，讲述了社会剧变下一代人的痛史。20世纪60年代中后期，国家掀起了"老三届""新三届"轰轰烈烈的上山下乡运动。十年后，冲击

---

①　艾里希·弗洛姆.逃避自由[M].刘林海，译.上海：上海译文出版社，2015:42.

到来，大量的返乡知青无厂可进，无房可住，城镇待业人口激增，导致社会动荡，恶性案件频发，这直接促成了1983年的严打。

在农村人的眼里，城市职工是"吃商品粮"的，这使得人人挤破头都想要进国营大厂。《漫长的季节》里工人劳模火车司机王响就是子承父业进了桦钢，他的生活一辈子都围绕着桦钢，"生是桦钢人"的身份认同，可以说牢牢印刻在王响的内心，这也为他带来了强烈的自信和可控感。也是这个原因，他心心念念地要把自己的儿子王阳送进桦钢，哪怕桦钢已经濒临倒闭，但在王响心里，这也比在夜总会做服务生赚钱体面、靠谱得多。

然而，桦钢和现实中的东北国企一样，终究没有跟上发展的车轮。东北的国企数量多、规模大、工人多，在众多国企不堪亏损重负被迫改制，对工人实施分流下岗之后，许多人的生活一夜之间变天了。大量年轻人南下打工，有些职工家庭在下岗后陷入贫困，冬天无钱烧煤，生病无钱医治，被迫等死。虽然国家也在推动民营企业的发展，但在那个时刻，许多因为旧有制度崩解而得到自由的人，却无力使用这个自由，在那个时代，许多人希望拥有的是在大国企内安稳工作直到退休，完整地度过自己的一生。将其与得到新的自由、创建新的身份相比，后者更多地被体验为一种创伤和折磨。

弗洛伊德曾经用经济学原理来解释人的心理运作过程，在经济模型中，我们的心理运作方式如同经济学原则一样，追寻"最优选择"，也就是能耗最小、产出最大的原则。当我们尝试理解那些在旧有体系中扎根并认同的人时，我们也可以想到，也许在旁人眼中他们是非常不自由、局限、古板的，但是那样的选择在他们所在的系统里，却可能是一个最优选。包括在心理的适应过程上，都是一个痛苦相对最小、快乐最大的选择。比如年轻的王阳看自己的爸爸王响，不能理解他为什么死守着桦钢，只认为桦钢好；但实际上对于王响来说，离开桦钢不亚于一次身份的死亡。他和其他千千万万在那个年代被迫下岗的职工一样，需要在死地中挣扎着，既为自己和家庭重新找一条生活上的活路，也要为自己的内心，为"我是谁，我能够是谁，我还能有怎样的自尊和自信"这些深层的情感需要重找一条活路。

"身份"一词，它所揭示的是生活在社会中的个体与他人、群体及社会之间的关系。信息社会学家、传播学家曼纽尔·卡斯特（Manuel Castells，1942—　）认为，认同是人们获得其生活意义和经验的来源，它是个人对自我身份、地位、利益和归属的一致性体验。

在身份认同里，也包含着个体对自我身份的确认，对所归属群体的认知，以及伴随这些理解产生的情感体验及行为模式。因此，当一种身份消弥时，我们可以将其看作是对个体的一种重大的转折和丧失。

在一个很具有代表性的临床个案里，案主苏南就用自己的讲述呈现了这一点。原本在一线城市的一家中等规模互联网公司工作的苏南，已经积累了七八年的工作经验，并且担任公司的中层管理人员。然而近期她打算改变自己的发展轨迹，从高歌猛进的互联网公司转向公务员系统。当然，这个转折的过程并不令人舒服，也因为这个过程中的强烈冲突，她来到咨询室寻求帮助。

当咨询师询问她做出这样取舍的原因时，她提到自己的经济实力并不足以在一线城市安家，即使父母想帮，苏南也不愿意，因为这样全家人就可能会处于一种高风险的压力之下。同时，互联网公司的变化非常快，她担心自己总有一天熬不动、拼不动，会被淘汰。这些都让30岁出头的她感到危机重重，她希望能过一种有空间的、可以慢下来的生活，而不是永远箭在弦上，时刻待发。公务员的工作虽然看上去按部就班，缺少挑战，甚至可能会比较枯燥，但是它提供了慢下来的可能性。因此，她想做出这样的转变。当然，同时她也感到痛苦和难过。

在苏南的这段表述里，如果运用精神分析的视角，我们可以听出来，她所说的不只是现实层面的压力和改变，她也在说她内在的困境和体验。无法在一线城市安家，意味着无法在一个城市和社会体系中拥有一个稳定的位置，这是一种无根的体验。而互联网公司的快节奏和残酷的淘汰率，意味着对苏南来说，她没办法把自己作为人的一部分放在这个空间里实现，这个空间需要的仅仅是她工具化的那部分，而她在内心深处抗拒成为一个完全的工具人。这种危机不光是职业和生活发展的危机，还是苏南身份认同上的危机。旧有的工作节奏要求她完全地奉献出自己，但是却无法为她带来一个稳定的身份及内在认同，职业特性带来的"青春属性"，也让她感到随着年龄增长，她的个人发展空间将会越来越窄，这也意味着她的社会认同会衰退甚至会被消除，这对于一个人的精神世界来说，如同一个倒计时一般具有威胁性。

　　当然，我们也想知道为什么她会感到痛苦和难过。我们可以想象，在潜意识中，苏南是知道她做出这样的转变需要牺牲什么的。或许这对她而言，等同于一种否定。尤其是在她已经认同之前的发展路径和身份这么多年以后，现在她需要彻底放弃它们，这相当于一种推翻，也是对过去自己的否认，这可能会给她的自信和自恋带来挫折。

　　同时，因为过去的身份认同而构建形成的一系列生活都可能会因此发生改变。曾经熟练的工作技能或许要被搁置，她的技术是否还能再有用武之地，很难马上得出肯定的回答。同时，过往通过工作构建起来的人际圈也可能会发生脱落和断裂，因为不在一个行业，信息的交换和探讨可能被终止。曾经快节奏的工作方式，充满挑战的业务内容，上级的支持，由公司业务带来的更广阔的人际圈和见世面的可能性都将消失，甚至她将不再有机会参与公司举办的商业酒会，穿上她干练又不失性感的礼服，这些场景和生活方式及内容将全都不复存在，取而代之的是新工作里的人们，以及对于他们是否能够和自己建立良好滋养的关系的不确定性。

　　也许表面看起来，这是换个赛道，换个活法，即使换了，24小时照样过。但实际上，这样的选择是一场影响逐渐变广、加深的改变。一个人只有更好地意识到自己放弃了什么，并能够去理解和体会这种放弃背后的感受，他才可能做好真正的准备去迎接新的选择。否则，人可能会被卡在一个裂缝里，当转变遇到挫折时，我们会下意识地贬低眼下的处境，理想化曾经的经历，但是又无法真的回去。在这种状况中，人就可能既不能正视现在，也无法放下过去，最后甚至会失去将来。

　　到了我们所生活的这个年代，辞职、离职早已司空见惯，不仅如此，新兴工种的诞生速度也变得越来越快，例如十来年前还不存在的自媒体行业、短视频和直播行业在今天已经成为庞大的新兴产业，在这些产业内诞生的岗位和工种也在快速迭代与进化。这意味着作为职场人，我们能够选择的方向越来越多，我们才华和技能的发挥通道也在不断拓宽。这必然带来了个人力量的增长，自由度和个性化的提升。另一方面，公司的诞生和解散也变得越发容易，不愿意做职场人的人还能够选择自主创业，按自己的心意来实现价值的创造与兑现，那这是否意味着在此种结构中的人就不再需要承担自由及其压力？显然并不是这样。身份的多样化，在一定的意义上也意味着身份认同的消除。

## 身份多样化等同于身份消除

　　前文提到的苏南，因为无法在现有环境中获得稳定的身份认同，从而放弃自由，进入了看似不自由的体制。这相当于放弃自由，来换取一个稳定的身份认同。那如果一个人可以同时获得很多身份，是不是就可以不用体验这种无法得到认同的痛苦，从而变得更加有力量和有确定性了呢？

　　让我们通过一个临床案例来讨论这个部分。

　　来访者叶子来到咨询室的原因是亲密关系问题，她和男友在一起已经快5年了，感情稳定，男友希望能和她步入婚姻，但是不知道为什么，叶子感到很困难。实际上他们的感情并没有什么问题，男朋友对她也很好，她也想过一头扎进去，但是她却做不到，心里对此充满无名的恐惧。

　　叶子和男友都是90后，也具有"Z世代"人的典型特征。他们熟悉互联网的世界，热衷于尝试新鲜事物，崇尚自由，喜欢挑战，因此叶子和男友大学毕业后，随着自己的心意开始了各自的职业生涯。这个过程中，他们发现，有许多工作实际的样子和理想中的样子是有差距的，有些差距大，有些差距小。那些差距较大的工作，他们在尝试一段时间后就会果断放弃；而那些差距小的工作，如果有了兴趣上的变化，他们也会做出取舍。比如叶子的男友从国际贸易切换到了自媒体，而叶子本人也从品牌公司的营销岗跳去了短视频。就这样，很快5年过去了，他们履历上的岗位和公司已经换了一大批，看似十分丰富，叶子也为自己感到自豪，但叶子在实际讲述这个过程的时候，却反复地用到了"安定"这个词。

咨询师抓住了这个细微的线索，邀请叶子谈一谈他们这样频繁切换公司的感受。虽然叶子谈了很多觉得自己和男友都很有闯劲和活力的部分，但也许这个感受是很复杂的，还有其他的一些地方有待探讨。

也许是内心的细微之处被触碰，叶子在停顿良久后开始讲述自己的感受。实际上，在这种频繁的选择和切换里，叶子从最初的兴奋，变成了隐隐的担忧。因为过了三十岁之后，她开始意识到一件事，这么频繁地切换工作内容，让她无法产生一种稳定的、深层的职业认同。这使得她只能被新鲜感和好奇驱使着去完成工作，但一种职业认同的建立，仅有这些是不够的，可是叶子虽然知道这一点，却对此感到无能为力。在少数几个她比较喜欢的工作环境和工作任务上，她不幸遭遇了公司业务重组、公司倒闭、部门裁撤等状况，这让她不得不去寻找新的就业机会，而她在去到新公司的时候，也会遇到人力资源部因为内部需要，对她进行调岗的情况。当然这些调岗并非强迫式的，而是建立在对她能力的认可和肯定上，认为她如果去另外一个岗位同样大有可为。在这种时刻，叶子往往会觉得被人托付和看重，不可辜负他人而欣然应允。

但实际上，这些经历带给叶子的，并不是只有表面上的这些认同的喜悦。在内心深处，叶子逐渐发现，经历了这么多职业变化和变故，她看不到自己在哪个面向上有长足的积累。快速变化的外部环境有时会打断她的积累，而她内心深处这种渴望被认可、渴望被认同的冲动，也总在无形之中改变和扭曲她的选择方向，让她不知不觉围绕着他人的需要，而不是自己的需要在发展，这些都让她感到害怕和无力。

这种害怕无力也蔓延到了她的亲密关系中。当她看到自己的男友似乎乐于在颠簸的现状里继续待着，而没有关于自己要如何扎根，深入构建自己的社会身份和职业身份的思考时，她感到害怕。她害怕这种流浪永无止境。虽然现代社会提供了更广泛的就业机会和更多样的从业形式，但是随着年龄的推移，在专业技能和收入水平上都未能搭建扎实基础的叶子，开始怀疑这种状态是否可以持续，是否可以应对未来的风险。因此如果男友没有这方面的思考，叶子害怕这种漂泊会损害他们的婚姻。

而另一方面，叶子还有着更为深层的恐惧，就是这个现代且自由的社会对一个成熟成功的女性角色的身份塑造。社会舆论在不断地赋予女性应有的平等地位，提倡女性在职场中的发展，强调女性职业身份的重要性，但同时，对于女性家庭责任的承担标准，似乎也并没怎么降低。要求女性"貌美如花、挣钱养家、长于规划、善于带娃……"，这些对于女性的要求，以一种表面和谐，实则险象环生的方式被打包推销给了当代女性，男性是不需要回答"工作和生活如何平衡"这样的问题的，而女性则是被要求回答这个问题的主体。同时，在应对这些身份挑战过程中的困境，却鲜少被提及。叶子对此深感压力，面对这样一个庞大而苛刻的标准体系，她觉得她难以应对。有时和男友、闺蜜聊起类似话题时，她也会被激活小时候总被和别人家孩子比较，被打击和贬低时的创伤，因此叶子无意识地用不走进婚姻的方式，尝试保持自己的完整性。

　　叶子的困境表面上是要不要结婚的问题，往深层来看，实际上是一个身份认同危机的问题。看似提供了丰富多彩的机会和选择，但这些机会的寿命期变得越来越短也越来越不确定。根据美国国家经济研究所（National Bureau of Economic Research）的统计数据，创业公司的5年生存率只有20%。这个数据实际上是非常乐观的。而根据中国《第一财经日报》数据统计，在2017—2019年的3年间，初创企业存活率不足1%。

　　这意味着大量的公司会创造出岗位，吸纳劳动力，然而在很短的周期内，这些公司又会消失，而曾经的这些人会被重新抛入市场。

这些人少吗？一点都不少。毕竟能够拥有长寿命且存活质量很高的公司是少数，这意味着能够稳定地为个体提供长期发展土壤的组织也是少数。而人要想获得一种有足够强度的职业身份认同，需要相对稳定的环境和足够的时间。这样，这种外部的环境和结构才能够一点点渗透进人的内心世界，内化成一个人的内在精神结构。人是以自己的内在结构去面对外在的冲突和挑战的。

当然，这种结构需要是稳定且灵活的，而不是动荡和僵化的。一个人在家庭生活中经历的一切会内化成人格和心灵结构的底盘，踏入社会，社会发展方面的经历又会在此基础上扩展搭建出新的精神结构。如果这个部分发展得好，个体所属的组织既有高效稳定的组织流程，又具有足够的开放性和流动性来维持组织的进化发展，那么身在其中的个人就有机会内化出强壮且灵活的社会身份认同。

但如果个体本身经历的家庭养育过程充满动荡，踏入社会后，所处的组织缺少有效率的结构，缺少活力，同时较为封闭，更习惯于以僵化的方式去应对外部挑战，那么对于栖居其中的个人来说，也会被强化其僵化的部分，形成更不具有适应性、僵硬且脆弱的身份认同。

而更糟糕的情况莫过于，当整个社会处于一种亢奋和追求高回报的节奏，躁狂的状态将得到鼓励和吹捧，人们会更多地强调改换新身份的好处，而忽视这种剧烈变动背后的风险和压力。人们试图用追求名声的方式来填充内在的不确定，而这种追求恰恰又可能让人们忽视自己内在的需要，偏离自己的深层情感。如同弗洛姆当初调研的德国工人一样，意识层面以为自己想要的是"A"，而实际上，真正的信仰和愿望却是"B"。

事实上，这个危机在我们的社会里正逐步浮现。从2020年以后，年轻人崇尚考公务员变成了一股越来越强的趋势。年轻人不仅以严肃的态度，以上千人竞争一个岗位的态度投身考场，同时还以调侃的方式，表达着对稳定和保障的迫切需要。比如网上一度出现了年轻人穿着制服、老派领导服装的照片。女孩子们称之为"局气"，认为这种形象极具魅力。为什么？因为这意味着有了铁饭碗，从此不必担心职业变动和发展风险，旱涝保收。

这样的现象不得不引起我们的关注和反思。为什么在自由的可能性达到前所未有的高度时，最具有闯劲和活力的年轻人却想要"躺平"，想要得到"铁饭碗"？如果自由代表着无限的力量，为何他们又选择放弃这种力量而用保守的方式来度过青春？

或许正是因为，当一个人处在一个可以随意定义自己的时代、一个剧烈变动的时代，也就意味着他很难长久而确定地成为谁，个人的属性可以轻易被环境改写——或是主动地选择，或是被动地顺应，或是某种虚幻的诱惑。这种唾手可得的自由不再是绝对的祝福，它同时抹除了一个人用来定位自己的坐标，而这种内在的迷茫，这种身份上的松散和碎片化，则使自由变成了放逐和流浪。

# 第八章　内卷的前身——强迫性努力的来由

Chapter Eight

为了回应自由带来的压力，弗洛姆也做了大量与宗教有关的研究。实际上，他本人的成长与学习经历当中也有着浓厚的宗教色彩。弗洛姆是犹太人，他的祖父——塞利格曼·班贝格尔是19世纪中期最为杰出和博学的德国犹太拉比之一；对弗洛姆童年期有着关键影响的叔公路德维格·克劳斯，则是一位伟大且杰出的《塔木德》学者，他将弗洛姆带入了《犹太法典》研究的世界。因此我们不难看出，弗洛姆的家族对于宗教研究本身亦有着悠久的传统。

　　弗洛姆非常年轻的时候就已在宗教研究中自由广泛地展开探索。"一战"爆发后，弗洛姆遇到另一位对他有着深远影响的人——伯恩广场犹太教堂的拉比——尼希米·诺贝尔（Nehemia Nobel），在与之交流和学习的过程中，弗洛姆通过诺贝尔认识了后者的老师，著名的新康德主义者、社会学家赫尔曼·科恩（Hermann Cohen，1842—1918），并在阅读科恩著作以及与之交流的过程中，形成了自己思想的基石。

1919年年底，弗洛姆与沙尔兹博格（George Salzberger）——一名来自法兰克福的自由主义拉比，一起在法兰克福建立了一个"犹太人教育协会"，并促进了"自由犹太人教育机构"的成立，后者很快发展成为德国成年犹太人教育的先锋世俗中心。宗教教义认为一切事物都具有两种形式，把天上的形式称为神圣，把人间的形式称为世俗。因此先锋世俗中心也意味着对当时的成年犹太人的教育更贴近社会风俗习惯，并融入了许多的新思潮。

这个机构的人员包括：马丁·布伯（Martin Buber，1878—1965），一位犹太人哲学家和神学家，因为长篇论文《我与你》（Ich und Du，1923）而知名；格舒姆·索罗姆（Gershom Scholem，1897—1982），一名哲学家与历史学家；还有利奥·拜克（Leo Baeck，1873—1956），一位重要的哲学家和拉比。这些人的圈子、组织和机构组合成了一个强大的犹太知识分子话语中心。

宗教生活对弗洛姆的影响是极其重要及深远的。比起现代资本主义，他更倾向于正统犹太教所呈现的生活。他在其后的一生中，都在寻求和推广这样的一种犹太社区：带有隐遁的"中世纪氛围，在那里一切都致力于传统式的学习"。

之所以要追溯弗洛姆早年的宗教经历及态度，是为了给如下的内容做铺垫：在对路德宗和达尔文宗的剖析过程中，弗洛姆深厚的宗教研究背景、社会学的视角、精神分析的受训经历，能够让他以一种独特且深入的方式，触碰到这些教派的内核，从中找出具有普遍性的人类情感及心理模式，来回答我们本章的主题：为何人们会甘愿成为信徒，追随某些领袖的思想，即使深受其苦？为何当代生活的勤劳致富、追求世俗成功中会隐藏着残酷的受虐冲动？当权威与其追随者配对时，是什么因素在发挥着关键作用？这些因素又如何在现代重现，塑造并强化了我们的焦虑与痛苦？

弗洛姆找到了他的答案。而这离不开他在宗教世界中潜心多年的思考和研究，这些答案或许也能帮助生活在现代的我们，去重新审视自己的生活，以及我们与自己、与世界的关系。

## 理想化的领袖是无力人群的"救星"

　　弗洛姆认为："不植根于人格里的强烈需求将不会影响人的行为及整个生活。"而追随一个领袖，将他的思想视为生活的准则，将他倡导的目标视作自己努力的必然方向，显然意味着这种选择的动因已经是发端于人格中的强烈需求，而非一个"无可无不可"的随机选择。

　　如果说渴求有所追随的人，带着自己内在人格的强烈动机，那么能够成为追随者的崇拜对象的人，也必然具有着某种人格特质，可以应答追随者的深层需要。它们之间的关系，就像两块拼图，当它们的互补和相似越为强烈，它们的嵌合就越发紧密。

　　弗洛姆对此的看法也是如此。他认为，要研究宗教或政治学说的心理意义，一方面要研究创立者的性格结构，找出促使其形成特殊思想的人格特质；另一方面，要研究被这种学说吸引的人群的心理动机，因为人们之所以会被该学说吸引，一定是因为"这种思想答复了某些社会群体强大的心理需求"。答复的需求在该人群的性格结构中占比越大，那么这种思想就越能够成为影响历史的强大力量。

一个人能够答复一群人的内心需求，这就意味着这个人在人格结构和性格特征方面，必然和该人群有着重要的相似。更重要的，是这个人的这类特征更极端，同时，他也具备更强的能力，可以把信徒们在心理上感觉到的某些内容更为清晰、直接地讲述出来。从某种程度上来说，一个领袖，或者说是偶像、权威，就是某一类社会群体的人格特征的浓缩和提纯，较之他的信众，他可能更典型、特质更突出，更具有代表性，这是他能够一呼百应的基础。

站在这样的理论基础上，弗洛姆对路德教派的创始人马丁·路德（Martin Luther，1483—1546）进行了简洁而深刻的分析。他指出路德作为一个人，是典型的"权威主义性格"的代表。童年被严苛父亲严厉管教的经历使得路德既缺乏爱也缺乏安全感，还使得他憎恨权威。但是矛盾的地方在于，他同时又崇拜、服从权威。他的一生中始终有两个权威存在：他反对的和他崇拜的。这使他饱受折磨，内心充满了极度的孤独、邪恶和无能为力感，同时又有着一种渴望统治的冲动。弗洛姆指出："这种情况只有强迫性格的人才会有。"

或许你在此处会感到困惑，路德痛恨折磨他的权威这很好理解，为何他又会崇拜权威呢？如果我们运用精神分析的防御机制来理解这种心态的转变，会变得更加清晰。

在杰瑞姆·布莱克曼（Jerome S. Blackman）的《心灵的面

具：101种防御机制》中，他描述了这样一种心理防御机制——向攻击者认同。他对这个防御机制的描述是这样的："你以虐待的方式对待一个人，因为有人曾经虐待过你。这保护你免于感觉到愤怒。"

这样的防御机制在生活中并不少见。在家遭受了躯体或情绪虐待的孩子很可能也会对其他孩子表现出恃强凌弱的态度，让自己看起来和攻击者很像。这也能帮助承受虐待的孩子避免被无能为力感和剧烈的羞耻淹没，同时它能制造出一种幻想，即当我认同了攻击者并像他们一样行动，那就意味着我早晚也能拥有强大的权力，避免自己再受伤害，同时我能有效控制我想控制的环境。既然成年人这样轻而易举地对待我，有朝一日我像他们一样有力，便能轻而易举地决定我在意的事情。

我们有理由相信，在受虐的环境中长大的路德，某种程度上也认同了攻击者的态度。这使得他同时有了两种矛盾的心态：痛恨权威，又崇拜权威。激烈的矛盾和冲突无疑是非常消耗和痛苦的，路德势必想要寻找某种东西，赋予他内在的安全感；而一个尝尽弱小之苦的人也必然无法相信，下层社会里的"乌合之众"能够带来什么有拯救价值的东西。弗洛姆形容他："恨别人，尤其下层社会里的'乌合之众'，他恨自己，恨生活。"路德或许认同了父亲对他诸多残酷的贬低和攻击，这变成了一种存在层面的敌

## 向攻击者认同

向攻击者认同是一种心理防御机制，具体表现为个体认同甚至效仿曾经攻击、伤害过自己的对象的行为。

意和威胁，它们从路德内心漫溢而出，成了他对待世界的态度。

　　然而路德仍然是渴望被爱的，他强烈地渴望被认同、被肯定。这种诞生于憎恨和痛苦的强烈冲动，使得他成为具有相似心理状态的社会群体的领袖。

　　为什么如此说呢？我们在前文提到过，资本主义的发展打破了中世纪的结构和格局，人们丧失了在传统生活中构建起的原始纽带，当过去的身份和保障不复存在，新的发展又无法提供足够的支持时，充满不确定性的新世界将成为一个巨大的威胁。在路德的时代，旧社会的瓦解让底层人民遭遇着更为严酷的剥削，新经济力量、资本家和垄断阶层成了新的威胁。这些底层人民充满了强烈的不满和革命情绪，而路德宗恰好满足了他们抨击权威、寻找自由和公正的需要。

　　中产阶级同样痛苦，他们夹在巨富和赤贫之间，身处强烈的矛盾中。他们想维持秩序，但这秩序并不为服务他们而建，新兴资本主义对他们有着巨大的威胁。他们必须奋力拼搏才可能守住自己的所得，但这仍无法与富有的阶层相提并论。他们在这种对比中感受到了渺小和艰难，因此满怀嫉妒与愤怒。对于他们的处境，弗洛姆的描述是"中产阶级所受的帮助要远远小于他们因封建秩序的崩溃及资本主义的崛起而受到的威胁"。

　　这正是与社会变革带来的自由相伴相生的痛苦。底层的人们摆脱了封建领主，却被抛向了拥有更强大的权势与力量的新兴阶层。中产阶级则无论如何努力，似乎都看不到突破阶层的可能性，新的自由使他们孤独焦虑，感到自己微不足道、无能为力，直至被这样的体验击溃。

路德的宗教核心，正是建立在对这样的体验的应答之上。他抨击中世纪的教会所提倡的善功，他否认了购买赎罪券可以洗脱罪责的传统，他将教会的权威转移给了个人，他认为，一个人不应该借由外部机构和权威来得到自身信仰的肯定及救赎，信仰和救赎应该是个人的主观体验，个人为此负全责，而绝不是一个能给予他无法亲自得到的东西的权威（指教会）。

从这个意义上讲，路德是先进的，他与教会的权威做斗争，赋予人在宗教事务中的独立性。然而，另一方面，路德教义也有着不容忽视的负面效应。路德让人们不再依靠教会，而是要依靠自己。这让人们从传统的宗教纽带里脱身而出，然而，路德同时宣扬人性中有与生俱来的邪恶，不值得信任，人无法靠本性向善。人必须意识到这一点，才有可能得到上帝赐予的恩典。

从此处开始，脱离原有纽带的信徒，滑向了一个受虐的轨道。因为他们并没有通过得到自由而获得更多的自尊、自信，或是体验到身为人的完整性。相反，他们必须贬低自己，摧毁个人意志、自尊与骄傲，以换取上帝的恩典。路德在他的教义中写道："……敬神者是没有'自由意志'的，而是上帝意志的俘虏，或撒旦意志的奴隶与仆人。"弗洛姆指出，在路德的眼中，"人不过是上帝手中无力的工具，人基本上是邪恶的，其唯一职责便是唯上帝意志是从，上帝将以人难以理解的正义行动拯救人。"

　　当然，这样的学说有着过于强烈的怀疑与说教意味。路德在其后的教义发展上，进一步完善了该理论。他指出，人只要有主观的信仰体验，便能确信自己的得救，因为他在信仰的行动中与基督连为一体，人的一生不可能完全纯洁无瑕，因为其天性上的恶永不能消失。

　　那么这个答案中到底有着怎样的本质性的态度，这个态度又和权威主义有着怎样的关系呢？

　　**答案就是"臣服"。**

　　路德宗的教义为人们提供的对抗无力的解决方案，是要人们不仅接受自己的无能为力感，更要极力地放弃个人意志和贬抑自己，以此换得上帝的接纳。而路德教义中的上帝，仍然被赋予了全能的意味，一个放弃所有自我，放弃所有怀疑的人，就能得到全能上帝的爱与接纳，与其共享荣耀。我们能看到，在这个核心思想里，彻底的无力对应彻底的全能，彻底的弱小对应彻底的理想化，如果用客体关系学派的视角来看，实际上路德的教义当中制造了一种完全的分裂，他将糟糕无力的部分完全投射给了信众，将全能强大投射给了上帝。它制造了问题与答案的配对，它用正面的鼓励——"个人主观的信仰体验就能将自己和上帝联结",推动人们摆脱旧有权威——教会的束缚。然而同时,他也用偏执分裂般的解读,将教众再一次带上了一条权威崇拜之路。这一次,他们崇拜的是更加直接和暴虐的权威——上帝,一个极力摧毁和否定人们自我意志的上帝。

然而之所以路德的这个答案能够得到众多人群的追随,正是因为在那样一种动荡和失控的恐怖自由中,人们难以应对这种复杂的处境,他们无法凭借自己的力量来为这一切找到一个合理的解释,也无法找到方法平息内心深处的怀疑与焦虑。路德一方面帮助他们更清楚明确地表达了这些复杂的感觉,肯定了他们的需要;另一方面,路德的解决方案能够为人们提供绝对的肯定,这就像在暴风雨中为船只提供了不被撼动的船锚,人们追随他的思想,用他的答案来镇压内心的惊惧和怀疑。

然而弗洛姆指出,这样的臣服和真正的信仰有着本质区别。

从心理角度讲,信仰有两种完全不同的含义:它可能是内心与人类相连并肯定生命的表示;也可能是对那种根本的个人怀疑情绪的一种反应构成,这种怀疑情绪根植于个人的孤立与对生活的消极态度中。①

① 艾里希·弗洛姆.逃避自由[M].刘林海,译.上海:上海译文出版社,2015:52.

也许，这些教义试图以某种绝对肯定的方式镇压人们内在的怀疑。然而弗洛姆认为，路德宗也好，追求成功也好，坚信占有无限的知识也好，臣服于权威也好，都只能从意识层面上消除关于存在和生命意义的怀疑，但潜意识深处的非理性怀疑将无法消除。而在人未能克服自己的孤立，并从人的需求角度使自己在世界中的地位富有意义之前，怀疑本身是无法消除的。

那么关于路德宗和权威主义的思考，对我们的现代生活有什么启发呢？我们当下的生活中，是否有和其相似的现象呢？我们可以通过下面这个案例来稍作探讨。

这是一个动力性团体，团体中的成员比较特殊，他们是在各类传销、微商，以及某些心灵成长课程中受到重大伤害的成员，他们都有着不同程度的抑郁、强烈的羞耻感，个别成员表现得比较躁狂，但这种躁狂也是对抑郁的防御。他们所遭受的损失不仅仅是投身于各自的组织的时间、精力、金钱与情感上的损失，也包括离开这些组织后，迟迟无法开展正常生活的痛苦。该团体的目标在于帮助他们触碰和讲述自己的体验，对自身的经历进行充分的哀悼，从被封冻的创伤状态里逐渐过渡到现实中。

在团体进行了几次活动之后，成员们开始陆续讲述起了自己的经历，尤其是如何受到吸引进入了当初所在的组织，其中一名成员的讲述非常具有代表性。

这位男性成员26岁，来自东南地区的一个小城，他的家境不错，自己也很有出息，毕业于"211"高校，且本科和研究生都就读于同一所大学，从小到大都是家中的骄傲，也是当地学校的天之骄子，高考时作为当地的状元拿到了所在小城的奖学金。研究生毕业后，他直接被上海的一家金融单位录取，"高薪+落户+房补"，在同龄人眼中他已经是站在金字塔尖的人。

然而，竞争激烈的公司与校园不同，所在公司的同事几乎都是来自各大顶尖高校的高才生，其中相当一部分人的原有家庭背景也为他们的业务能力提供了潜在的竞争资源。这位男性成员迅速感到自己曾经的优势被瓦解，而要如何建立优势，他尚未找到方向。

与此同时，他发现要在上海立足生根，代价不菲。尽管他的工资不低，但是要能够以较高品质为标准买房安家，他需要努力的路径仍然非常长。而他的家庭给予他的期待，或许并不能等待那么久。

他的父亲是一家公司的老总，从小对他管教严苛，大到学习成绩，小到穿衣形象、坐姿体态，都对他高标准、严要求，在他的成长经历中，是不允许自己不出色或不光鲜的。

我们来体会一下这种感觉，这种处处有标准、有要求的感觉，不能以孩子的身份去体验无拘无束的生活的感觉，实际上，这种感觉里包含着这样一种来自养育者的暗示："你不够好，你本来的样子很难看，如果不努力提升和精心修饰，你将毫无价值。"
当一切顺风顺水时，这种感觉被深埋，然而当他遭遇了职场的冲
击和现实生活的考验时，这种感觉迅速破土膨胀。

旧有的纽带被切断，而新的环境不足以提供足够的支持，来帮
助他确认自己的价值，建立安全感，尤其是他发现他的上面有许
多人都是他难以突破和替代的，那些有着家族资源优势的人，就
像文艺复兴后的巨富阶级，封锁了他跃迁的希望，他陷入了无力、
焦虑和愤怒，他急需答案。

这时他遇见了一个传销组织的领袖。这不是个普通人，而是
在收入规模、见识和才学上远超一般人的成熟男性。用这位年轻
成员的话说，这个成熟男性身上没有那种行业约束带来的"装"
和"假模假式"，而有一种近乎原生态般的直接和粗粝。他不忌
惮表达攻击性，敢怒敢言，这一点让年轻组员十分羡慕和佩服，
因为他多年来都是一个隐忍、情绪稳定甚至压抑的人，表达攻击
性对他来说是非常困难的事。

不仅如此，他对许多行业都有着很深的见地，同时他一眼看
出年轻组员的困顿，告诉这个组员，他的能力和学识价值千金，
但是在金融行业打工他将永远无法自由，因为这个行业并不会给
他这样背景普通的外来者提供通达的晋升通道。等到青春逝去，
不再能熬得动，公司就会代谢掉像他这样高薪又辛苦的中层管理，
用更年轻有活力，且同样优秀还更便宜的人顶替他的位置。

这切中了他的痛点。和国外公司对接时通宵达旦的加班让他恐惧而不敢言。家里人对他的高期待也让他没有办法等待一个未知的可能性——公司究竟能给他提供怎样的上升通道，这似乎不由他控制。

这位传销领袖还共情了他隐秘的痛苦，回报家族数十年的投资，不能等太久。如果要让自己的能力带来高额回报，他必须自己创业，且一定需要一个强健、先进的分配制度和扶持体系为他量身定制适合他的发展方式。领袖说自己惜才，并让他看到自己团队里其他行业的顶尖人才，于是在反复的考量和无数次的内心动荡下，最终他选择了加入。

然而经过了将近4年的所谓合作，他最终痛苦地意识到，自己陷入了一个深坑。这个看起来魅力非凡的成功领袖，实际上是靠着自己的才华和极度的偏执，控制了一批人。在他们决定要建立合作的时候，这位领袖强调，他们必须绝对服从，因为对新的行业，他们缺乏经验，"简单听话照着做"才有可能绕最少的弯路，拿最大的结果。不仅如此，领袖巧妙地塑造了他们与其他人的对立，就像邪教一样，选择加入和信奉这个系统的人是智慧、有远见、有前途的人，而没有加入的则是可悲的社会失败者。

不仅如此，随着合作的深入，这位领袖甚至逐渐说服他们放弃了和家人、朋友的联系与交流，原因是"他们的落后思想会影响这些人才的蜕变与成长""成功之后才能为关系提供更大的价值"。

这样的理念，实际上和路德宗的"臣服"与"自我贬低"如出一辙。个人完全的放弃意志来交换所谓的接纳和救赎。而没有得到救赎的人也没有资格拥有关系，享受正常人的生活。但实际上这很可能形成一群古斯塔夫·勒庞（Gustave Le Bon，1841—1931）所说的"乌合之众"，群体的智慧反而小于个体，因为人们被恐惧和欲望驱使，放弃个人的经验、怀疑和体验，选择了无限趋同。

事实上在这个过程中，他曾经数次对领袖的做法产生过怀疑，然而他的怀疑招致了剧烈且全方位的打击，有时甚至无须领袖开口，他身边的那些拥趸们就会现身说法，教训他不知好歹。他的年轻成了缺陷，他为数不多的存款成了他能力不足的证明，合作过程中的某些失误也引来了领袖的愤怒和他的愧疚。于是在一次次的反复强化中，他开始越来越质疑自己，服从领袖。

这一点，和路德对底层农民和中产阶级的态度非常相似。当信众在他划定的范围内活动时，他会给予完全的支持和赞同；但一旦信众超越了这个框架，试图走得更远，仅仅要求改善一下自身命运的限度时，路德就会毁约弃盟。

这位组员的清醒不是因为领袖的毁约，而是现实的冲击。有一天他发现巨额债务已使他的生活濒临瓦解，他才惊醒，意识到过去几年的追随非但没让他改变命运，还让他深陷泥坑。而他同时意识到，正是想要去满足家族权威的期待，以及痛恨自己可能会一直是普通人的潜意识态度，使得他竭力想要逃离原先靠自己努力建立的生活，同时渴望成为像领袖那样的人，拥有他所拥有的生活。领袖不断给他鼓励，说他一定会比自己更出色，同时又通过各种方式暗示他做得不够好，想变成他并不容易，这激发了这位组员更强烈的改变的渴望。结果，他对原来的生活逃得越狠，越想回避，越渴望改变，他就对领袖的决策越发深信，也被传销组织套得越深。

而这正是权威主义性格的典型特征：同时具有对权威的热爱与对无权者的仇恨。

在小组中讲述这段经历的时候，其他的组员追问了诸多细节，也分享了自己是如何陷入这些极端组织的。带领者总结了这些经历中的共性：他们都曾在原生家庭中体验到了高压和高期待；他们都不曾被允许以自己真实的需要去生活和表达，而要反过来照顾养育者的需要，或者担负起调节养育者情绪的重任；他们对施受虐的体验阈值都偏高，换句话说，他们对于痛苦的体验都有过强的耐受力从而使得他们无法及时离开危险；他们都有着某种或明或暗的拯救情结，以及过强的责任心，这使得他们无法拒绝不属于他们的责任；他们在意识层面上都乐观地相信自己一定会过上足够好的生活，然而潜意识中他们都不真的相信，凭借自己的摸索和尝试可以建立起理想生活的轨道……

事实上这些共性最终都指向，在过往的成长经历中，那些失常的亲子关系隐藏着施受虐和共生倾向的互动，而这些内容，为这些成员的权威崇拜铺好了道路，打好了基石。我们可以说，当一个家庭很少让一个孩子体验到无条件的爱，总是挑剔和要求，那么这个家庭就是在把这个孩子推向被极权组织吸引的方向。因为这种经历将让一个孩子相信，他不可能拥有不需受折磨就能得到回报的生活，他也不可能不付出代价就得到关心和认可，自己是不值得相信的，只有被严苛权威承认，自己的价值才能被盖章认可。

在《贫困一代：被社会囚禁的年轻人》中，藤田孝典特别指出一个现象，那就是"黑心企业"和"黑心兼职"。他将之称为"提前榨干青年的雇佣环境"。当黑心企业的压榨与东亚文化的"必须努力"巧妙地重叠在一起之后，社会上的年长一代和年轻一代将对年轻人在恶劣职场环境中的遭遇闭口不言，因为这仿佛是理所当然的，每个人都在如此，除了忍受别无他法。在这样的现象中，虽然没有一个具象的极权主义权威，但它仍然是存在的，它以文化的形象笼罩在整个社会的上空，无声地念着残酷的咒语："只有你极致地勤劳，完全地牺牲自己，才能得到社会的爱和可能的救赎。"

但显然，无论是孕育出黑心企业的日本社会，还是以严苛标准养育孩子的中国家庭，或是路德描绘出的全能上帝，这些理想化的权威在金身之下各有其限制和缺陷，他们有限的视角并不足以回答关于人生意义的全部问题。最重要的是，没有任何一个人可以代替另一个人决定，怎样活着是最有价值和意义的，因为每个生命都有其独特的历史和特质，我们必须尊重它们，那些重要的答案，需要一个人从自己的内在和现实中发掘和找寻。

　　无能为力的感受是痛苦的，但它也是我们得以了解自己，了解环境的指引和契机。如果我们害怕靠近它，拒斥它，只想试图消灭它，它将变成一根无形的绳索，将我们引向全能夸大的权威及领袖，这或许是路德宗派在自由的负面效应中带给我们的启发。

## 强迫性努力，内卷的前身

弗洛姆研究的另一种宗教教义，是加尔文教派。总体上它和路德宗派有着共性的内核，加尔文教派回应了保守的中产阶级，那些备感孤独与惊恐的人，它表达了这些人的情感，这种无能为力、微不足道的感觉，以及个人努力的徒劳无益。然而它和路德宗仍有微妙的不同，那就是它的"预定论"。这也是加尔文宗的核心教义："他认为上帝不但预定某些人的恩典，而且还决定其他人注定受永罚。"

这个教义不免令人恐惧。一个人受不受罚和他做了什么无关，而是出生前上帝就决定好了。更让人畏惧的是，到底上帝为什么爱这些人，罚那些人，也是个秘密，无从得知。弗洛姆指出："人不得对此刨根问底。他这么做是因为他喜欢用那种方式来体现他无穷的权能，尽管加尔文竭尽全力保持上帝的正义及爱的化身之形象，可他的上帝仍是十足的僭主暴君，完全没有爱或正义可言。"与《新约》相反，加尔文否认爱的至高地位，他还说："经院哲学家鼓吹的爱先于信仰和希望，纯粹是疯话……"①

有了这样的背景和基调，预定论便具备了两重含义：第一，它表达并加强了人的无能为力与微不足道感，预定论在表达人的努力和意志毫无价值方面可谓登峰造极。人不是命运的主人也丝毫无法改变它，人只是上帝手里任凭处置的工具；第二，它和路德宗一样平息人们的非理性怀疑，虽然没有提供确凿证据，但加尔文宗的信徒都确信自己是被上帝选中给予恩典的那一方。绝对的怀疑导致拼命追求绝对的确定性，心怀恐惧、寻求出路的人们在面对永罚与恩典时，必然会毫不犹豫地选择后者，而成为信徒是完全保险的选择。

除了以上的两重含义，加尔文宗的预定论还包含了一个隐含的意义，那就是人类基本上的不平等原则。弗洛姆认为"它在纳粹的意识形态中严重复活了"。

这种不平等原则，是人生而不平等，它还意味着人与人之间没有共同的责任，加尔文主义者天真地认为他们都是选民，其他人都是弃民。值得注意的是，虽然我们的现代化进程已经到了人工智能爆发的时代，但加尔文主义仍有着相当的影响力，种族歧视便是人生而不平等的加尔文主义的翻版。

加尔文主义的另一显著特点，就是强调道德努力的重要性和

---

① 艾里希·弗洛姆.逃避自由[M].刘林海，译.上海：上海译文出版社，2015:59.

圣洁的生活。这不是说个人的善功能改变自身的命运，而是说，如果他能够努力，能够获得世俗生活的成功，就是他跻身选民之列的标志之一。

这个答案，让深处恐惧和焦虑的人们找到了逃避之道。疯狂做事成了麻痹自己无能为力感和微不足道感的方式。这让人们有了确定感，然而代价也极其高昂，因为没有一个身处此种境遇中的人能真的放松自己，享受生活。这种努力的背后，并不是一个人对自身力量的确认和自信，而是一种对于庞大焦虑的绝望逃离。

这也类似我们在前文中提到的，用躁狂来防御抑郁，用拼命行动化来防御绝望和焦虑。更糟糕的是，弗洛姆指出，这种强迫努力的非理性并不指向创造，而是指向寻找某事发生的征兆，这使得这种努力越发显现出强迫的特性。弗洛姆讲道："这个机制正是众所周知的强迫性精神病症的一个典型特征。"

从他的表述中我们可以确定，这种努力的机制并不是健康和富有滋养的，而是非正常甚至病理性的。这种对于努力和劳作的态度的变化，被弗洛姆认为是"中世纪以来发生在人身上的最重要的心理变化。而这种无休止的劳动冲动，是根本生产力之一，在我们的工业制度的发展中，其重要性不亚于蒸汽和电力。"

这不得不说是一种可悲，人的存在不再是最高价值，而成为社会生产机器上的零件和燃料。人被工具化了。

在我们的生活中，这种劳动冲动也已经成为社会生活的隐患。

一位中年的女性来访者，由于严重的抑郁前来求诊，然而尽管她已经连续数月失眠，痛苦不堪，她仍然认为自己不能停止工作。因为"工作机会难得""家人不支持放弃""自己出国读MBA代价巨大，尚未回本""停止工作将会被职场淘汰，自己将会迅速贬值""不得不依赖丈夫会让自己感到无价值和羞耻"……诸如此类的担忧充斥在诊疗过程中。

从她的倾诉里我们不难听出，社会文化的规训，对于"成年人必须劳动创造价值否则就是废物"的强烈观点，职场对于受伤之人的残酷，媒体对焦虑和恐惧的贩卖……这些都使"追求成功""卷无止境"成了职场中的常态。

之所以这么说，并不仅仅因为她的个例，而是在我所接触过的罹患抑郁症的职场人中，几乎少有"一发现自己抑郁就立即停止工作"的来访者。他们几乎都要经历过痛苦而剧烈的挣扎，才能艰难地做出暂停工作的决定。在他们最初的体验里，暂停工作是非常羞耻的事，他们不愿相信自己竟然如此脆弱无力，他们会比对同龄人及他们听说过的"职场牛人"，质问自己：为什么人家可以，你不行？

我们对自己关怀的优先级已经远远地落在了"完成任务、竞争获胜和疯狂产出"的后面。人的属性被挤压到意识的边缘，而工作占据了核心位置。

这种残酷的现象不仅存在于职场，在我们的青少年中，它也在呈现越来越可怕的破坏力。孩子们的世俗成功就在于"成绩、名校"，当社会裹挟着家庭认同同一套施受虐的标准——"这个残酷的世界里你没有任何其他可能的出路，唯有成为人上人"——时，孩子们就被迫成为滚轮上的仓鼠。而当孩子在这个疯狂的滚轮上跑了无数圈之后，他将潜移默化地认同这就是世界运行的法则，这也是自己唯一的出路。

在这种认同之下，可能会诞生两种孩子：一种是"卷王级好孩子"，就像《我曾是"好学生"，直到抑郁症来袭》一文中的刘一琳同学，台风大到可能危及生命，父亲都无法劝阻其到校上课不缺勤的决心，原因是怕老师对自己态度不好，会骂自己。

而另一种，则可能是在高压环境下感到绝望，无法跟上滚轮节奏，因此自暴自弃的"摆烂级坏孩子"。他们对所处的宏观和微观环境均感到绝望，也在残酷的竞争中屡屡受挫，因此早早阉割了自己的发展意愿，因为他们并没有看到环境为他们提供了怎样的实现途径。事实上，弗洛姆也提到，如果一个人能够自由实现自己的诉求，得到充分的支持，他并不需要权威。

还有一部分学生或许能幸运地成为"佛系"孩子，跟随和把握属于自己的节奏，既不被绝望击垮，也不将自己的命运放入滚轮。我们有理由相信，他们更多的是得到了微观环境的支持和允许，这是一种珍贵的保护。

# 摆脱有害的"良心",回归与自己生活的联结

弗洛姆对路德宗和加尔文宗的研究,对人类社会的发展是意义非凡的,也是极具前瞻性的。因为人类社会的发展总会制造相似的境遇:切断始发纽带,面对自由的先进与沉重,面对孤独与无力的挑战,努力建立新的纽带。

而只要这样的境遇发生,基于人内心深处的类似情感模式或许就会重演,它也将强化和塑造我们的生活及所处的社会。

对于我们此时生活的时代,弗洛姆的话仍然具有强烈的启示:

> 我们发现,从宗教改革到现代,无论在宗教还是世俗的合理化中,充斥于现代人生活的"义务感",都带有浓重的敌视自我的色彩。"良心"是奴隶的监工,使人作茧自缚。它驱使人按照自认为是自己的愿望和目标行事,而实际上它们却是外界社会要求的内在化。它残忍无情地驱赶着人,禁止他享受欢乐和幸福,把他的整

个生命变成为某种神秘的罪孽赎罪。①

英国人类学家玛丽·道格拉斯（Mary Douglas，1921—2007）说："危险其实是一种污染。"当生活被塑造成充满危险和敌意，唯有竞争和厮杀可以确保存活时，它已经是被严重污染了。我想，极少有人愿意过这样的生活。每个正常人的内心，都渴望着一种张弛有度、遵从内心且带有滋养和联结的生活。而要实现这样的生活，我们或许首先需要警觉自己内在可能有的权威主义倾向，觉察自己对无力和焦虑的态度；其次，答案或许在弗洛姆的这句话里："只有在个人成为富有意义的世界的不可分割的一部分时，它才会消失。"

①　艾里希·弗洛姆.逃避自由[M].刘林海，译.上海：上海译文出版社，2015:65.

# 第九章　隐藏在进退两难中的自我绞杀

Chapter Nine

资本主义时期，政治、经济活动推动个体进入了前所未有的自由境地，生产力的巨大发展让个体的流动性得到释放，选择大大增加，个体通过自身努力获得财富的可能性也随之增长。而宗教方面，宗教事务所作为个体和上帝之间的中介被取代，路德和加尔文让信众们第一次得以在自己心中确立自身与上帝的联结，而不需要任何代理机构的承认与许可；政治方面，更为多样的选举形式，更为庞大的党派组织，更为繁多的竞选人，似乎也让人们能够得到更多的政治参与感和选择。

　　但这只是发展所带来的一面，如同硬币的两面，这种极度繁荣的背后，是结构性的迷茫、孤独和无能为力感。

　　为什么这么说呢？我们可以想象一下，这好比一个人过去一直只能在农庄里生活，做着被分配安排的工作，看起来很不自由也很无趣，个体似乎被极大地束缚了；当然，这种稳定必然也提供了安全感。但是突然有一天，这个人被从农庄里推了出去，他被告知，农庄不复存在，他自由了，他将独自在这片连绵不绝的森林和旷野中求生。森林和旷野中有着比农庄多得多的各类果实、动物，物资非常丰富，当然，掠食者也必然在其中出没，何时何地会遇到它们，没人知道。

这个人的感受将会如何？显然，除去得到自由的欣喜，迷茫、恐惧也会同时占领他的心。

弗洛姆认为，这正是现代人的困境。他们不断地得到更大的开放空间，却并没有得到支撑因素。这让个体愈加不安和孤独。一个人被突然从小屋里推向森林，是的，他的活动空间更大了，但他却没有任何武器、装备与技能去面对随之而来的风险与挑战。

退是退不回去了，因为社会本身已发生了巨变，个体所依赖的生存结构也已经发生了彻底的变化；但是向前走，却充满未知和艰险。曾经剥削与控制个体的旧阶层看似消散了，但实际上人人都知道，他们只是在新的社会结构里重新进行了内部洗牌，换了一种形式，以新的组织形式集结在一起，变得更庞大，更抽象，也更无从对抗。

不仅如此，出于对自身的维护，新的社会结构会自动发展出一系列的机制，来巩固加强和维护自我，个体成为被引导、催眠和管理的对象，为了使一种制度能够管理驯化所有人，这就要求该制度必然要能将个体身上所具备的，同时不符合该制度需要的那些特性进行修剪或抹除。

在这样的情境中，个体不得不面对着弗洛姆所指出的两种可能：第一，成为放弃自我、努力适应具有病态特征的社会结构的正常人；第二，坚持不放弃自我，拒绝适应社会结构病理性的部分，从而发展出症状的神经症患者。这或许就是现代人所面临的困局，隐藏在进退两难之间的自我绞杀。

## 环境的绞杀

资本主义的社会结构是如何创造了一种外部的环境绞杀呢？

"庞大、抽象"，或许可以是其中的两个关键词。无论是在经济市场上，还是政治选举中，这两个要素都可以让人迅速地陷入无能为力和渺小感中。

弗洛姆举了两个例子。一个是购物，在旧时的社会结构中，没有出现超级商业体，一个顾客走进店里，他会被关注、重视，他的需要会被揣摩，他的行为会被经营者放在心上，购买这个行为让他觉得自己很重要、有尊严。然而在一个巨大的商场里，这个人进来或不进来，显得无关紧要，没人会为他的到来感到高兴。商场确实需要这个顾客，这个顾客在抽象层面上对于商家来说，可能是重要的，商场并不想失去他；但是在具象层面上，这个顾客其实并没有那么重要，他并不会因为进来购物而得到多少被重视的感觉。

同时，商业广告利用各种非理性的方式，驱使着人们"就范"，恐惧与诱惑双管齐下，教导着人们如何生活，如何消费才是对自己更好，而不是鼓励人们对生活有自己的选择与思考。人看似被簇拥着，但实际上这种簇拥并不是在肯定他的重要，鼓励他的独立思考；相反，这种簇拥只是为了能让他就范，服从于这一切背后的商业目的。个体是待收割与使用的资源，他作为具体的人的感受、困惑、苦恼反而毫不重要。

这一点，我想也可以理解为在作为"人"的这个部分，新的社会结构导致人与人之间的关系的走向消散或无足轻重。

这一点在工作中也有着鲜明的体现。在社会结构发生这种巨变之前，一个人生产东西并卖给消费者，这个线路可能是非常具体清晰的，买面包的人和卖面包的人住在同一片区，因此如果卖面包的人出了什么岔子，买面包的人会马上感知到并给出反馈。卖面包的师傅会非常注重自己的技术、材料，因为他做的面包好或不好，会给买家什么影响，是马上就能看到的。同样，如果面包师做得非常好，他能得到的肯定不只是他的产品被称颂，他个人也会得到欣赏、尊敬和喜欢。这个过程中，一个人的行为、意图和他的产品，将在流通的过程中同时得到反馈，并且是非常具体的反馈。一个人也能看到自己的所作所为如何影响他人，他能评估和知晓自己每一个选择的结果与价值。

但是在庞大的工业链条上，生产者与使用者之间的关联被切断了。作为螺丝钉，人们无从知道自己所做的事情究竟会对结果有怎样的影响，又能得到何种反馈。这种阻隔，将个体抛进了一个无回应的境地，一个孤独的境地，通过工作、劳动与他人联结的路径失效了。而向上看，大工厂的员工对管理者，多数也只有抽象的感觉，并没有具体的联结，也许他能够触及的只是自己头顶上的这个上司，再往上，自己服从的管理层究竟是什么样子，由什么人组成，是未知且遥远的，这让个体感觉到自己的渺小与微不足道。个体面对着庞大的生产环节、遥远的管理环节，不知道如何定义自己的价值。

在国外政治选举中，同样的情况也在发生。光怪陆离的竞选广告、竞选活动，带来了海量的信息，政党宣传的权力与规模之庞大，让个体投票人被淹没在各种炮制出的信息之中，几乎无法有真正诉诸理性的思考。政党宣传奉承个体，让他们觉得自己很重要，并假装尊重他们的判断和鉴别能力，但实际的情形是，在政党机器复杂庞大的宣传矩阵里，个体根本没有筛选和甄别的能力，即使有时他得到了两三个可选的选项，他也无法得到真正细致了解和甄别的途径，他能做的，就是在宣传轰炸之下做出自以为源自"自己"，实际可能早已被"设计"好的选择。这种越来越看不清楚，越来越复杂的环境，也增强了人们的无能为力感。

我想，这一点，我们这些现代人多多少少也在生活中有所感悟。比如当我们要去一个非本地的城市看病，如果不是非常熟练地掌握互联网查询和甄别技术，以及有效的信息渠道，个体几乎会在打开网页之后迅速陷入迷茫，因为海量的信息会将我们淹没，而我们根本难辨真假。现在的我们在很多方面都有赖于一些大平台的协助，我们不得不信奉这些权威，它们帮助我们筛选餐厅、医院、旅行目的地，呈现评价或者评级，如果没有它们，我们几乎很难独立做出决策。可以想象，如果这些平台出了问题，无法辨别真假的信息将会迅速把个体压至崩溃。

　　庞大、复杂的环境所衍生出来的不可控感、压迫感，成了人们体验到自由的同时也不可避免的重负。

# 内在的绞杀

　　进入资本主义时代，人们对自我的认识和理解也开始发生了变化。资本主义的制度和过去不同，它追求利润、效率。在传统的社会观念里，人们追求利润是为了服务于生活，工作和利润是途径。而在资本主义的制度中，人们追求利润，是为了扩张并获得更多的利润。生活被摆在了无足轻重的位置，甚至成了成功追求利润后的证明，而非目的本身。

　　同时，强制性的劳动观念被深植进人们的内心。自此，人们成了他们亲手建造的巨型机器上的零件，个体的存在无关乎自身，而是为了服务机器。人们不再是被自己创造的东西服务，而是主次颠倒，人对自己所创造的世界唯命是从。维持巨大的经济社会机器的运转，成了比人的存在更为重要的首要目标。

　　与此同时，现代人的自我也被偷偷篡改和异化了。在这样的社会背景下，人们强调的自我更多的是功能和角色的组合，即一个人扮演着什么样的角色，拥有什么样的能力，能创造多少被资本主义制度承认的价值。但是被功能化的自我，实际上只是一个人真实自我的一部分而已。不过，在资本主义市场经济的驱动下，社会自我逐渐成了唯一被关注的对象，资本主义文化主张人们对社会自我大力扩张和表达，却没有意识到，这造成了对真实自我的挤占和削弱。

这一点也和温尼科特所提出的"假自我"的概念非常相似。在温尼科特的理论中，假自我的形成是源于在婴儿成长和与养育者分化的过程中，遭遇了太多的挫折，以至于婴儿无法分化出有安全感的自我，而以顺从母亲和环境的方式活动。这里所说的分化，尤其指婴儿从与母亲心理共生的状态中分离出来，形成独立自我的过程。这个顺从的部分就是假我，婴儿以放弃自我要求的方式来维系一种能让自己继续存活的关系。

如果放在社会文化中来看，每一个个体能够在社会环境中诞生，并持续发展，离不开社会资源的支持和保护。弗洛姆指出，资本主义社会确实给人们提供了一些前所未有的资源和选择，但是它并没有能够给予足够的支撑性的因素，个体在这样的状况下，势必会频繁地体会到挫折。与此同时，当整个社会崇尚对个体社会性、工具性的一面进行扩张与发展时，那么很多人必然会在其中体会到某种压迫和束缚，他们更多的个人化的需要没有机会得到支持，所以他们必须压制自己的需求，以表现得符合社会规范和需要的样子来求得生存。外部的要求越突出、尖锐和单一，个体受到的抑制就越严重。

　　实际上，这也是为什么东亚会出现"躺平文化"。我们可以将之看作年轻一代对社会极端要求的一种对抗。当个体发现无论自己如何努力，都既无资源也无能力去企及社会推崇的某种核心价值观标准时，个体最终选择了放弃认同，以消极抵抗的方式来避免在追逐过程中导致的崩解与毁灭感。

　　实际上资本主义社会的目标及其实现过程，给人们的内心植入了很多带有"绞杀"意味的信念，比如对财产、声望和权力无止境的追求。之所以追求这些，是因为在巨大的无力感面前，唯有这些，能够帮助个体支撑摇摇欲坠的自我，给予个体存在的目的与意义。

　　不仅如此，人与人之间的关系也被物化。人格特质成了某种商品，而不再是人存在的独特标识。当一种人格特质在市场经济中很受欢迎，比如外向、开朗、幽默、善于言谈，如且它们能够为市场经济创造更多价值，那么它们就将成为某种标准，许多人会努力朝向这个标准塑造自己或他人，而忽视自身和他人本身具备的属性和独特气质，哪怕这个过程十分痛苦。那些内向的、不善于言谈的人则会被迅速边缘化。人的独特存在被矮化，市场上的成功与声望成了评判人们价值的主宰。

　　当个体存在自身变得毫无意义，只有通过被市场经济认可，通过无止境的工作换取财富、声望、地位等才能证明自己活着是有意义时，人们怎会不为此疲于奔命？

实际上这种趋势已经渗透到了我们当下生活的许多方面，比如很多学校、家长对成绩的追求。这种追求的本质与成年人追求财富、职位、地位、名望等是同一性质。无数认同了这种社会运转规则的人会将得到成绩/地位看作是生活值得过、生命有出路的唯一通道，而恰恰是这样的想法，制造了难以想象的痛苦和个体生活的悲剧。

一位21岁的女生来到大学心理咨询中心寻求帮助，原因是她没有办法集中精力读书备考研究生，尽管她知道时间紧迫，也知道备考任务繁重，但她仍然控制不住刷手机，并且出现了持续的睡眠和食欲方面的改变——熬夜睡不着，总会把自己吃撑。

据女生自述，她的家庭背景普通，父亲是工人，曾经历过工厂改制下岗，因此非常不希望女生以后只是平平淡淡找一个地方待着，而是一定要去有实力的大公司、大企业，来确保安稳，或者进入公务员系统，一生稳定。而她的母亲也是一名普通的公司职员，稍微特别一点的地方是，母亲家里有三个兄弟姐妹，而他们三兄妹的关系并不亲密，从小就充满了各种竞争，母亲作为成绩不是很突出的那个，工作和收入都相对一般，因此在家族中遭受过不少白眼。

父母对女生的期望非常高，希望她能有出息，不仅可以带领他们家庭过得更好，也能让她自己的后代少吃苦头。尽管这个女生压根还没想过婚育这件事，但父母已经早早开始幻想他们家族的未来了。

实际上，女生的成绩在班里属于中上，如果真的能静下心认真准备，她也可以考出一个相当不错的分数。但是突如其来的状况打乱了她的计划，她发现自己无法控制注意力，生活也变得越来越散乱。

咨询师在和女生工作的过程中，很快就捕捉到了一个明显的特征：女生对未来抱有的几乎都是糟糕的幻想。并且在她对人生的想象中，人生只有一条道，那就是考研，毕业进大公司，升职，只有这样人生才有希望，否则就会一塌糊涂，和落入地狱没两样。不仅如此，女生总觉得，时间不够，来不及了，自己很难考好，而考不好一切就毁了。

显然，这个女生的焦虑情绪已经过载了，这种焦虑情绪使得她当下的生活也被污染了。而抓不住当下的感觉让她愈发对未来感到恐惧和虚空。

那究竟是什么东西让她如此焦虑和害怕？仅仅是考试，会让她如此失常吗？咨询师意识到，这个女生的恐惧，更主要来源于父母无意识的"恐吓"与"要求"。在父母的眼里，如果女生考研失败，就代表着一切全失败了。不仅如此，在她一路成长的过程中，父母很少让她参与学校活动，限制她的社交。对她而言，唯一熟悉的事情就是学习，生活的其他面向似乎从未向她展开过。

因此她无从想象，如果不能靠好成绩打开生存之门，那么还有什么其他的方式可以让她活下去。

与此同时，社会上的各种宣传也在影响着她对自己的判断。她看到那些轻轻松松年入百万的年轻人，无不是长相俊美、口才好、身材棒，而在这些方面她都不具备优势，也感到非常陌生。同时，社交媒体营造出的优质生活，让人误以为生活本来的样子就应该是动不动吃大餐，时不时去旅游，这也让她感到压力，如果她不能考上好的研究生，得到好的工作，她该如何去构建这样的"正常"生活？

实际上，真实的生活既不是她爸爸妈妈口中所说的那般恐怖和无力，也不是网红们打造的那样浮夸。但是对于这个女生来说，在她过去的生命体验里，没有人给她展示过其他的不同的活法，也没有人帮助她认识到生活的多面性，生活在她父母和她的体验里，就是令人恐惧和无助的。于是在面对考研这件事时，考研突然不再意味着一场考试或一种学历，而是变成了余生有没有资格好好活着的证明，这种可怕的压力，瞬间瓦解了她维持现实生活的能力。

当然，更进一步理解女生潜意识里的活动，我们可能还会发现，这种自我破坏的倾向里还藏有保护自己主体完整性的含义，因为一旦成功，就要更多地背负和实现父母及他人的期望，因此潜意识里，女生希望父母绝望，从而让自己从令人窒息的要求中解脱。只是这样的一种方式，无疑可能也要付出很高的代价。

实际上与这位女生情况相似的来访者在临床中非常多见，北京大学心理学教授徐凯文在多年前提出的"空心病"，本质上与它也有关联。人们没有被允许以自己存在的样子得到认可和鼓励，只能通过求得一个外在标准的认同去成为"有资格""被允许"的人。因此一旦无法依附于某个标准，无法得到认可，人们就彻底失去了定义自己、理解自己的坐标，如同失去了心的人。

这是一种空虚而无所依从的恐惧感。弗洛姆引用了作家J. 格林的话来描绘了人的孤立感和无能为力感："我知道，与偌大的宇宙相比，我们太微不足道了，我知道我们什么也不是；在如此浩大的宇宙中似乎没有任何东西在某种程度上既能淹没人又能使人重新获得信心。那些计算、那些人无法理解的力量，是完全不可抗拒的。那么，究竟有没有我们可依赖的东西？我们虽已陷入幻觉的泥潭中，但其中尚有一样真东西，那便是爱。此外什么都没有，完全是空。我们跌入了一个巨大的黑暗迷宫，我们怕极了。"[①]

显然，对于刚刚案例中的女生而言，她并没有学会如何去热爱日常生活，也没有被允许爱过普通的自己，因此她被置于格林所描述的黑暗迷宫，挣扎着想找到一个可以被自己抓住，可以引领自己的东西。

然而正是这种远离了爱，又被幻觉和黑暗时时威胁的感受，

---

① 艾里希·弗洛姆.逃避自由[M].刘林海，译.上海：上海译文出版社，2015:88.

让人们无法继续承受"摆脱束缚、获得自由"带来的重担，人们竭尽全力想要逃避自由，或者想办法臣服于权威，来随时准备除掉"个人自我"，以及这个自我身上背负的自由的重担。

## 空心病

　　个体不被允许以自己存在的样子得到认可和鼓励，自身的存在变得毫无意义，只能通过求得一个外在标准的认同去成为"有资格""被允许"的人。因此一旦无法依附于某个标准，得到认可，人们就彻底失去了定义自己、理解自己的坐标，如同失去了心的人。

## 三种逃避机制

在我们无法将被动自由转化到主动自由时，出于自我保护，免于持续地陷入崩溃和失控，人们将无可避免地选择以某种方式来逃避这令人受尽折磨的自由。弗洛姆指出，在不同的社会形态下，人们逃避自由的方式也是不同的——"我们这个时代逃避自由的主要社会途径在法西斯国家里是臣服于一位领袖，在我们自己的民主政治里则是强制性的千篇一律。"①

在这样两种社会逃避途径下，实际上关乎的是三种主要的逃避机制，弗洛姆将它们概括为权威主义、破坏欲和机械趋同。

### 权威主义

弗洛姆认为，权威主义的核心是放弃个体的独立倾向，试图将自己与自我之外的某人或某物合为一体。这么做的目的是对抗

---

① 艾里希·弗洛姆.逃避自由[M].刘林海，译.上海：上海译文出版社，2015:89.

始发纽带断裂带来的无助，弥补自己缺失的力量。

在这个意图的驱动之下，人们表现的形式将会是渴望臣服或主宰，而弗洛姆认为，这种渴望的核心就是"施虐-受虐冲动"。受虐冲动的表现为自我贬低、自我攻击、不敢主宰事物，极其依赖于自身之外的个体、组织，无力去思考和感受，非常退缩。发展到极端，这可能变成一种不断强化的自我惩罚和批判，甚至发展到将自己折磨到生病的地步，仿佛他们渴望最大限度地自我伤害。而对应的施虐倾向则有三种：第一是让别人依赖自己，以绝对权力把他人化为工具；第二是不仅将人变成工具，还要将对方从物质到精神"吃干抹净"；第三是希望让别人受虐，乐于看人受虐，渴望他人在精神和肉体上受到折磨。

施虐和受虐倾向仿佛两块对仗工整的拼图，牢牢套嵌在一起。

受虐者潜意识里寻找受虐的可能，为的是将自己融入一个看似强大和万能的对象，希冀借助受虐与臣服，回避自己面对世界无能为力的绝望。他们的核心诉求是：既然我把自己当作祭品献祭给你，那么就将由你来搞定所有的外在威胁。我不行，但你行，所以我信服于你，听从于你，你怎样折磨我都无所谓，只要天塌下来你能挡住。

在受虐冲动的驱使下，人们臣服于某些所谓全知全能的权威，并将这些权威高度理想化，当人们认为自己与之融合之后，便仿佛

## 施虐-受虐冲动

受虐者和施虐者都极其依赖对方的存在,希望借由这种共生关系来摆脱难以忍受的孤独和无能为力感。

也变得全能高贵、无坚不摧了。在这种臣服的过程中，他还会发现可能有数百万与自己拥有同样情感的人，并能与他们连为一体，这会让他们拥有某种安全感。

而施虐者的核心则是"我行，你不行"。通过寻找可统治的对象，施虐者开始从无助无力的状态中摆脱出来，在指使和控制他人的过程中，他感到自己强大无比。施虐者或通过暴力，或通过诓骗和小聪明，以及某些精神控制的手段，来让那些自认软弱的人无法离开他的操纵。

施虐者看似是强大的那一方，但实际上，施虐者极其依赖被控制的对象，如果没有这个对象，他根本无从感知和证明自己的力量。所以很多时候，施虐者看似绝对强势，但当一个受虐者下定决心要离开时，施虐者反而会陷入崩溃或乞求的状态。

这种配对在亲密关系中非常常见，而在许多所谓的"大师和信徒"，即权威人士与其追随者之间，这种施受虐的关系也比比皆是。信徒把评价自己、定义自己的权力完全交给所谓的大师，任其处置，而大师则会通过惩罚或宠溺的方式，让信徒对自己俯首帖耳，欲罢不能。

弗洛姆对此现象做了深入讨论，并指出其共同根源："受虐和施虐冲动都欲帮助个人摆脱难以忍受的孤独和无能为力感。惊恐的个人寻求某人或某物，将自己与之相连，他再也无法忍受他自己的个人自我，疯狂地企图除掉他，通过除掉这个负担——自我，重新感到安全。"

因此，对于受虐冲动来说，寻找一个他觉得强大无比的人或权力并臣服于此，就成了首要目标。而对于施虐者来说，想方设法掌控和操纵受虐者，借此体验到自己的无所不能，则是核心。

一个在国企中受尽欺负的中年女性C跳槽去了一家私企，因为这家私企的老板是成人国学教育领域内声名显赫的导师领袖，并且总在公开言论里抨击所谓的僵化体制对人的伤害和制约，于是C认为，跟随这个导师一定可以彻底摆脱过去的糟糕体验。C进入新公司后，对老板俯首帖耳，从日常小事、端茶倒水到所负责岗位的工作，她都以令人咋舌的方式极度拼命，为的就是老板能多表扬她一些，多肯定她一些，对她青眼有加一些。为此，即使完全牺牲掉自己的日常生活她也在所不辞。

老板很快发现C很听话，而且极其好用，同时C对老板哭诉自己曾经的经历，让老板觉得C很可怜，需要特殊照顾。于是老板公事私事都会找C。但老板也是一个很自恋的人，作为掌权者，他做决定并不会太多考虑其他人的感受，更多的是让自己舒服。于是，他在需要的时候对C大肆赞赏，又会在某些地方对C吹毛求疵，有时会将很重要的任务指派给C，有时又会突如其来将C做了一半的工作指派给其他人，这让C更加驯顺，拼尽全力想要得到老板的完全肯定。

其实对于C而言，她和老板已经处在了施受虐的关系中。老板并不在意她的健康，她的私人生活，老板随自己需要剥削和使用她。而对于C来说，过去她从来没有体会过在一个集体中抬起头管别人、训别人，以前都是她被管被训，而因为这个老板对她的恩宠，她甚至可以去批评管教一个比她资历更老的员工。

于是C很快成了公司的大管家、老板的心腹和同事眼中的恶霸。一言不合，她便对同事大骂不止；但是面对老板，她忠心耿耿、任劳任怨，无论老板的决策英明还是荒唐，她都无条件赞同。于是所有人都知道惹不起她，而老板似乎也乐于让她坐在这样的位置上。

这时候的C实际上已经从受虐者变成了施虐者。只不过她面对老板的时候是受虐者的姿态，而面对同事的时候，是施虐者的姿态。她以从同事那里剥削搜刮自恋的方式，来维持着在老板那里的臣服，又用自己的自恋做代价，对老板臣服以交换到权力，来对同事颐指气使。

这个循环直到某天一个更加有能力也更愿意臣服的人来到公司，很快就取代了她的位置而走向了终点。对老板的忠心和无脑臣服转眼变成了刻骨仇恨，C被这种仇恨彻底击倒，完全无法开展自己的生活，也失去了工作的动力，因此她来到了咨询室。

显然，这个仇恨不光指向老板，还指向了C自己。在C的内心深处，她从来没有喜欢过自己，她对自己的严苛使得她必须不断寻找到外部认可，才能抵抗这种自毁的动力。而当她出卖自己的独立、自尊和自信来交换认可时，其实也埋下了仇恨的种子。因为她将所有的自我确认都变成了他人的责任，而他人一旦不能满足她，就变成了十足的坏人。

而C之所以无法面对自己，也不能正常面对同事，是因为她在深深地恐惧。她在过去的经历中饱受打压，这让她压根不相信凭自己的正常表现可以得到公平的对待。对于她付出自尊、自信才得到的地位，她也唯恐其他人能够超越，这让她倍感威胁。所以她会时刻刀尖向外，试图制服每一个威胁到她地位的人。

如果C想要改变自己的处境，不再让自己在每一份工作中都变成过劳的"社畜"、同事眼中的恶魔，被孤立，那么C首先需要做的，就是收回自己的自尊，她需要看到自己身上的逃避机制，是如何驱使她落入了"施虐-受虐"的循环绞杀。

无论施虐还是受虐，个体都处在极度不自由的病态依附状态，虽然不用背负自由的重担，逃避了对它的感知，但同时个体也将付出惨重的代价：从一个完整的存在变成了一个病态共生关系里的局部器官。

**破坏欲**

破坏欲与施虐-受虐冲动不同，施受虐双方都极其依赖对方的存在，指向共生，而破坏欲指向的是将对方消灭。这种感觉好比是，我感到无能为力，为了避免这种感受，我用摧毁世界的方式来感觉自己强大无比。

破坏欲的形式非常多样，并且很容易被人合理化——责任、爱、义务、良心，甚至爱国主义，无论在过去还是现在，都可能是毁灭他人或自己的伪装。

我们可以将弗洛姆所说的破坏欲基本看作是弗洛伊德所提出的"死本能"。死本能指的是"人与生俱来的一种倾向，从有机物转向无机物的倾向"。这个过程就是湮灭。

为什么人会想要破坏？弗洛姆认为，这是个人的孤立和无权造成的。人在这种状态下会被持续不断的焦虑笼罩，它是破坏欲的根源之一。弗洛姆认为另外一个导致破坏欲的原因是生命的受挫。孤立无权的个人受到阻碍，无法实现自己在情感、思想和感觉上的潜能，缺少内在的安全感和自发性。因此，生命越是受阻，破坏欲就越强，破坏欲是生命未能得到实现的后果。

所以当社会环境不能为其中的群体提供潜能实现的途径时，群体的破坏欲就可能以极其可怕的方式呈现，比如犯罪率的暴涨。在各种犯罪原因中，有一种犯罪正是来自于"自己寂寂无名，但做出这样的大事，所有人将会记得我"。华金·菲尼克斯（Joaquin Phoenix）主演的电影《小丑》（*Joker*，2019），其主角正是一个在当时社会体制下无法发展生存的个体，最终因为绝望和无能为力，而"黑化"成大杀四方的恐怖分子。

值得注意的是，不是所有的破坏欲都会以犯罪的形式出现，还有很多破坏欲隐藏在爱与责任的面具之下，比如某些对孩子高度控制和限制的父母，他们或许正在以无意识的摧毁孩子自恋和现实成就的方式，来缓解自己在现实生活中的无能与挫败。而这正是逃避自由，逃避独立，逃避自己需要为自己命运负责的方式之一。

## 机械趋同

机械趋同的核心便是人放弃自我，放弃自己的全部独特性，成为一个机器人，与周围数百数千万的机器人毫无差别。这种情况下，人再也不觉得孤独，也用不着焦虑，但是代价也十分昂贵，那就是失去自我。

弗洛姆在此处提出了一个尖锐的问题：何为自我？更重要的是，我们所认为的自我是不是真正的自我？还是来自外界催眠和教化的产物？我们是否会把被灌输的那些信念和观点视作是自己的选择，而根本无从分辨，到底哪些是真正的我，哪些只是别人的复制品？

弗洛姆认为："思想的虚假性要比感觉和愿望的虚假性明显得多。"我们每个人都可能在没有意识到的时候，被植入许多观念"插件"，并在未经觉察的情况下将之奉为原则，贯彻于自己的生活。

　　一位对未来感到焦虑而来到咨询室的大学生，在提到对未来生活想象的时候，坚持认为他必须读完自己的理工专业，尽管他十分不喜欢自己的专业，真正想学的是古典文学。当被咨询师问及为什么他认为自己必须坚持读理工专业，他回复咨询师，因为他家里所有的长辈都认为读理工科未来更有出息、更有保障，他从小到大也都听老师和周围人说"学好数理化，走遍天下都不怕"，身边学文的人出来都找不到工作，因此，他认为无论如何他都必须要学理工科。

　　先不说他的焦虑实际上源于他真实愿望的压抑，以及他内心感受和他意识层面的信念发生了冲突，仅仅是他给予自己的这些理由多数也只是道听途说，未经验证。然而惊悚的是，这些观念经由无数次的重复，催眠成了坚不可摧的信念，镇压着他对自身的思考和感知。

　　在机械趋同中，最可怕的地方莫过于我们并不知道自己被同化。我们甚至还来不及做出选择，就已经被抹除了其他答案，并以心甘情愿的姿态接受了那种被阉割和约束的生活。在这种状态下，我们可能是安心的，因为我们会认为自己和绝大多数人相信的、做出的选择都是一样的，那么我们得到的也应该一样，就算失败了，大家都失败，失败的痛苦也就对冲抵消了。然而真实的情况是，那些被镇压的自我如果没有完全死去，它们总会在某个戒严松懈的时刻，悄悄冒头，带来疑虑和质询。这可能引发我们强烈的焦虑和不安，以及新一轮的自我镇压及催眠同化。

要想摆脱机械趋同，我们必须要有批判性思维，并且越早觉醒批判意识，越利于给批判性思维成长和发展的空间，这样它才不会被琐碎和无意义的杂草覆盖与侵占。我们看似有许多表达的自由，但是这些自由如果没有真实的体验感受做血肉，没有批判性思维做骨架，那么它本质就是虚假的自由。因为正如弗洛姆所说："表达我们思想的权利，只有在我们能够有自己的思想时才有意义。"①

自由如此珍贵，但是只有在我们有足够的资源和支持，使得我们可以主动行使这种自由的时候，自由才有意义与可能。否则，自由将成为一种无边的黑暗和恐惧，它逼迫我们向前，却没有方向，它切断退路，我们也无法回到过去。而在充满恐惧却又不得不行动时，我们极有可能在进退两难之间落入逃避的陷阱，放弃了自我和自由，又被极权主义、破坏欲和机械趋同共同绞杀。这莫过于自由的诅咒和社会的悲剧。

---

① 艾里希·弗洛姆.逃避自由[M].刘林海，译.上海：上海译文出版社，2015:160.

# 第十章　追求自由与健全社会

Chapter Ten

在探讨自由的相关问题上，弗洛姆从不局限于观察和描述个体，而是始终让目光在个体与群体、群体与社会之间来回穿梭。也正是这样的观察和探索，让他产生了一些和弗洛伊德有所不同的理解与结论。

譬如，他提出了一种二元分化的理论——恋生欲与恋尸癖，用来解释社会和人类发展的两种走向。前者是一种强烈的活力，当一个社会能够为这种活力的发展与活跃提供支持与空间，那么这个社会将创造出生机、成长、爱和欢乐，而生活在其中的个人也将通过这种活力体验和确认自身主体的存在及力量。后者则是"来源于希腊人所谓的nekros[①]，渴望生命形态的崩溃瓦解"[②]。好斗、

① 意为死亡、腐烂和似尸体的品质。
② 劳伦斯·弗里德曼.爱的先知：弗洛姆传[M].郑世彦，计羚，译.北京：中国友谊出版公司，2019：245.

渴望破坏、战争就是它的表现。

　　但是如果没有这些生机及促使它们发展的空间，那么这个社会将会不可避免地走向精神死亡，而它的症状就是官僚陈腐的体制、枯燥重复缺乏意义的劳动、故步自封的僵化思想及弥漫的不幸福感。而在这种环境之下的个人，如果"没有选择生活并且不去成长，那么他就必然会变得具有破坏性，变成行尸走肉"。而人们究竟会选择哪一条路，则将受到其家庭和社会环境的强烈影响。

　　事实上，这种二分法——恋生欲和恋尸癖，和弗洛伊德提出的生本能与死本能在某种程度上是一致的。前者似乎是对后者的重述，但是弗洛姆认为，他和弗洛伊德非常不同的地方在于，弗洛伊德认为生本能与死本能是根本的本能力量，而他则认为这两种力量会被随历史变迁的社会风俗重构和改造。

　　这也是为什么弗洛姆会创造出"社会性格"这一概念，并聚焦于对它的研究。在这一概念上，他也提出了不同于弗洛伊德的理解。弗洛伊德认为人的社会化进程，对于社会的适应和创造，源自人能够不断地对自身的驱力进行升华，而弗洛姆通过定义社会性格给出了不同的视角——"社会生产的驱力是人类所特有的，它必须被解释为对于特定社会条件的适应的反应，而不是作为本能的'升华'。"我们可以将之理解为，弗洛姆并不认为人的社会化和改变和外部无关，只是人所具有的驱力在个体内部运作的结果；相反，他认为社会文化和结构在此起到了相当重要的作用。

　　由此，也引出了弗洛姆对自由的探讨，以及对能够支持人们实现主动自由，而非总是痛苦承受被动自由的"健全社会"的思考。

## 社会性格

社会性格是指某一阶层或社会中个人的精神特质。

社会性格是个人性格结构的核心部分。

在弗洛姆看来，一种社会制度的确立和存在，正是通过推行一种社会性格结构来实施与完成的。

# 社会性格

　　社会性格可以说是弗洛姆理论体系的一个核心概念。简单来说，我们可以将之理解为"某一阶层或社会中个人的精神特质"。弗洛姆认为，性格的社会化始于婴儿期，与其说它根植于个体本能，不如说来源于人际关系。

　　在弗洛姆看来，一种社会制度的确立和存在，正是通过推行一种社会性格结构来实施与完成的。例如，在资本主义社会逐渐形成的过程中，"通过这种（资本主义的性格）结构，纪律、借鉴、延迟满足和责任成为主要的特质，而感官享受、快乐、乐趣、善良、同情、分享和爱情遭受贬值"。这些变化被现代西方一位极具影响力的思想家、社会学的三大奠基人之一马克斯·韦伯（Max Weber，1864—1920）称为早期资本主义的"铁笼子"的出现。

　　除去上述的变化，弗洛姆注意到，这种社会性格更为有害的部分在于，它不仅将人的存在和体验大幅度缩窄，人们不再重视世俗乐趣，享受生活，追求幸福，人们割舍了作为人的诸多需要，变成了工作的机器，实现财富、名声、野心的工具，它还极大地破坏了社群意识，人与人之间不再有无条件的同胞之爱，冷漠和自我中心变成了一种常态。

而在权威主义社会性格中，弗洛姆指出，它的核心是施虐狂与受虐狂的配对。令人绝望和无力的社会环境催生出了具有极端号召力的领袖，饱受自由折磨的人们将这些领袖视作全能的权威，以对该领袖的绝对臣服、对自我的放弃和对其他权威的极端反抗，创造出了一种近似真空的幻境——仿佛把自己完全地献祭给权威，就能远离一切让自己恐惧害怕的事物，获得绝对的安全保障。这种施受虐的关系制造了病态的共生，并在社会结构的极端挤压下，催生出了纳粹主义。

通过对社会性格的研究，以及在多本著述中的讨论，弗洛姆使越来越多的人接触并了解到这一概念，并根据这一概念，认识到"特定的社会条件"将会塑造我们内在的心理、本能和所有事物。

这一概念毫无疑问地促进了人们对个体困难和社会问题的认识。为什么这么说呢？或许我们可以通过着眼于我们生活的当下来理解它的价值。

吴蕾（化名）是一位儿童青少年方向的咨询师，她就职于中国西南某省一家大型教育集团，该教育集团的教育链条覆盖了从幼儿园到高中的整个阶段，而她的工作是负责从初中到高中阶段的学生的心理健康教育及咨询。

学生中的自残率让她震惊，在她接手的班级里，几乎每个班级都会有少则四五个，多则七八个自残过或是正在自残的孩子，而这些孩子无一例外都处在较高的压力情境下。在这些压力情境中，排名最靠前的两个是家庭环境（主要指和养育者的关系）和社交情境。

其中，一个以家庭环境为主因的案例让吴蕾印象深刻：一个15岁的男孩有过割腕和抓伤自己面部及颈部的行为。他有一个比他小5岁的妹妹，父母对待妹妹和对待他的态度是截然不同的，尤其是父亲。对待妹妹，父亲多数时候能够控制住脾气，提供一些情感上的理解，并且总是尽可能满足妹妹的愿望；而对于这个男孩，父亲却信奉"男儿有泪不轻弹"，不允许他表露出脆弱的样子，并对他寄予了极高的期望，在学习上要求极其严格。而这带来的却是男孩与父亲剧烈的冲突，父子对彼此的强烈失望，以及父亲难以控制的脾气和频繁的肢体惩罚。

吴蕾对这个家庭做了家访，也对父亲和孩子分别做了访谈。她意识到，这位父亲之所以会对儿子采取这种态度，一方面与这位父亲自己那充满控制与暴虐的成长经历有关，他的爸爸就是如此区别对待他和他的姐姐；另一方面，也与整个社会无形推崇和渗透的文化有关。

其中影响最大的两个社会文化与条件，分别是"男人必须强硬勇敢，流露脆弱和情绪是娘娘腔"和"万般皆下品，唯有读书高"。前者让许多男性在自己成长的过程中被阉割掉了对情感、情绪的感知及理解能力，变成了高度专注于"事"而无能于"情"的办事机器。一旦要处理和情绪情感有关的议题，他们就会因为急剧增长的焦虑而呈现出对抗或逃跑的防御。而当他们成为父亲之后，便也无意识地试图阉割掉孩子的这部分能力，因为这是他们信奉的、并且保护过他们的生存法则。

而后者则在近年来成为一股越来越强劲的教育内卷风暴。为了争夺优势教育资源，避免"阶层坠落"，许多父母自己节衣缩食，对孩子的学习却一掷千金，同时对孩子进行高压管制和高期待的控制，希望孩子能鱼跃龙门，实现父母意识中渴求的荣耀，达成他们潜意识中"被优秀的孩子拯救失意人生"的愿望。

对待"男性不可脆弱"的理解，实际上并不只限于我们的文化。在美国知名学者、畅销书作家布琳·布朗（Brené Brown）的一场演讲中，她曾经提到，在一次签书活动中，一位男性粉丝前来索取签名并告诉她，他感到自己作为男性，被要求只能以骑士的形象出现，无论多么痛苦，男性也不可以从马背上下来，流露脆弱。

而在教育上的激烈竞争和过度内卷，已经成为许多亲子关系遭到破坏的重要因素。许多初高中表现出色的孩子进入大学后报复性疯玩，放弃学习，或者毕业后让自己成为工作的奴隶，不知放松，充满恐惧地一路狂飙，直到病倒。这两种看似极端对立的局面，实际上同质同源，也是弗洛姆所说的恋尸癖的呈现：在缺乏爱、生机、快乐和乐趣的环境里，最终人会不自觉地选择放弃成长，走向自我伤害。

而当一代男性受到这样一种社会影响和文化渗透时，就会规模化地出现这样的场景：充满压抑、忽视或是充满独裁、暴力的父权制家庭，在这样的家庭里看不见完整的人，无法允许情感的流动，只允许人以局部的成绩、是否乖顺等交换存在的资格。如果父母不能意识到这种家庭氛围对孩子的影响，孩子就会通过放弃自我、彻底认同的方式寻求适应，或者暴力对抗，但在对抗过程中会无意识地再次继承此种心智模式。

而在这个过程中，孩子必然会感受到强烈的痛苦及对自我存在感的迷茫。自残或许就是他们通过身体的疼痛感来确认自身心理存在感的一种手段。

——

而另外一种压力情境或许愈发地让人忧心——社交。14岁的女生余菲也是吴蕾的来访者。她因为父母工作迁移而被迫在初二的时候搬家转校。遗憾的是她父母的感情并不好，并且母亲的工作需要常年出差，于是父母在家时她经常看到的是父母的冲突，而母亲不在家时，她忙碌的父亲也提供不了多少情感的理解和支持，只有日常生活的基本照料。

　　余菲在这个过程中遭遇了社交困境。先是进入新班级的适应困难，从北方到南方，语言、饮食、生活习惯的巨大改变让她感到压力。其次她发现自己很难交到朋友，班级里的孩子都有他们自己的团体，而余菲相对性格内向，学习成绩也一般，她缺少让自己被接纳的信心。与此同时，她在过去的生活中缔交的友谊也遭到了威胁。她发在朋友圈的照片和视频被以前的朋友点评，而在点评中她嗅到了一些不友善的气息，有人觉得她是在炫耀，还提醒她别染上了当地人说话的口音，那可就太土了。

　　这些信息无疑增加了余菲的孤独和自我怀疑，她不再敢分享自己的动态，整个人变得抑郁。就在这时，一个同样看起来在班里比较边缘的孩子找到了她，在和她交流之后，分享给她一个抖音心理健康测试的链接，测完之后，余菲发现自己被诊断为中重度抑郁。这个孩子向她表达了理解，并问她要不要加入她们的秘密自助组织，相互鼓励并支持彼此。

　　余菲答应了。进群之后才发现这是一个自残社群，每天都会有成员发布自己当天割伤自己的照片，其他的成员则会给予这个发布者安慰和鼓励，这个过程中有人鼓励余菲如果有这样的照片也可以发，没什么大不了，大家可以一起在疼痛中寻找理解和存在。

　　在这种鼓动下，余菲也开始了自残的尝试。在吴蕾的咨询室里，余菲承认，这么做一方面是自己确实需要排解痛苦，包括病耻感；而另一方面，是她渴望融入一个群体，被认可和接纳。

　　余菲和男孩的案例并非个例，而在不知不觉中变成了一个社会问题。高速发展的社会造就了社会阶层的悬殊对比与激烈竞争，这种竞争从成人世界渗透到了未成年人的世界，从职场流向学校甚至是幼儿园。有网友在新生儿的枕边放上纸条，上写"距离高考还剩6570天"，这种调侃的背后也可以看作对当下这种空前沉重的教育压力的讽刺。家长们殚精竭虑地挣钱，努力把孩子送进名校和各种昂贵的辅导班，而孩子则疲于奔命，应付学业和各种能力提升。生活不再是生活，而变成了军备竞赛，变成了各种KPI交织成的表格。社会结构和资源通道造就了人们的心理体验、反应方式，而这些体验和反应方式进一步地固定和强化了社会结构，尽管这种结构已经令无数家庭痛苦不堪。

　　中国疾病预防控制中心（CDC）精神卫生中心2021年的数据显示，自伤行为在青少年中普遍存在，在青春期达到顶峰。中国初高中生自伤行为的发生率为27%，成年后逐渐下降。

　　而在世界范围内，有一群研究者将我们当下所处的时代称为"监视资本主义"，原因在于社交媒体的出现深刻且持久地改变了我们看待自己，看待关系，看待世界的方式。互联网的出现，带来了一种前所未有的社会结构，也缔造了一种前所未有的社会性格。

## 非自主服从与自主服从

　　不服从的人开创了新的社会形态，创建了新的文化甚至国家，然而他们接下来却可能驯化人们走向服从。弗洛姆对此总结："人类历史是自一项不服从行为开始的，但它却有可能以一项服从行为结束。"①

　　如何理解弗洛姆的这番话呢？不服从的行为，可以视作是人类对自然的改造、挑战，不愿混沌蒙昧地匍匐在原始的动物状态里，由此人类从自然的母体中走出，逐渐分化并形成了独有的人类文明。而所谓的以一项服从行为结束，我们可以关联到让弗洛姆忧心忡忡的核危机上。20世纪50年代，随着美苏冷战的升级，核战争一触即发，如果政客们都只想着服从权威的指令，换取自己的利益和地位，不敢对领袖过激的决策提出反对和干预，也不愿冒着和权威意见不一致的风险，去试图促成对立两国的沟通，那么或许今天我们的地球已经是硝烟弥漫，千疮百孔。

―――――――――

　　①　艾里希·弗洛姆.论不服从[M].叶安宁，译.上海：上海译文出版社，2017:16.

在许多社会体制中，不服从都被视为是一种恶行，是社会动荡的根源，而非美德。然而一味强调服从的社会也并非健全的社会，很多时候它甚至可能是非常病态的存在，例如军国主义时期的日本。1890年，明治宪法规定军部脱离内阁独立行使军权，标志着法律上确认了日本的军国主义。从此，日本开始在国内实行军事独裁，将所谓的武士道精神推向了极致。武士道崇尚服从——绝对的效忠，为效忠主人而死是至高无上的荣誉。当这种效忠丧失了理智，就会演变成暴虐和变态，以至于"二战"时的军官竟会因为背诵武士准则结巴就切腹自杀，学校里的老师因为宣读《教育敕语》时偶尔结巴就以死谢罪。为了将学生们训练成未来战场上的杀人机器，孩子们从小学起就被送入学校接受残酷的军事化训练，其中充满了各种形式的肉体和精神虐待。而由于高度服从的社会文化，和极权制的管理，鲜有父母对此有所怨言。臭名昭著的"神风特攻队"一次次派遣年轻的飞行员驾机撞击美国的飞机，与之同归于尽。一位不想就此死去的年轻飞行员写信给自己的母亲，希望她能挽留自己，从而让自己有勇气反抗指令，避免死亡。没想到，母亲竟然回信鼓励他以身赴死，报效天皇。最终，这名飞行员绝望地登上了飞机，那些年轻的生命根本来不及发出自己的声音，就湮灭在一次次毫无意义的牺牲之中。

正是在这样的服从里，诞生了一批又一批被剥除了人性的士兵。他们本该是安居乐业的普通居民，却成了丧心病狂的杀人机器，发起了血腥残酷的侵华战争。

所以，弗洛姆并不认为服从一定是美德。但同样，他也并不推崇孤立地看待服从与不服从的含义。他认为，人们应该辩证地看待这两者之间的关系："如果一个人只知服从而不知不服从，这是一个奴隶；如果一个人只知不服从而不知服从，这是一个暴民（而非革命者）——其不服从行为只是出自愤懑、失望、怨怼，而不是出自信念或原则。"[①]

为了解释清楚他的观点，他将服从分为了两类：非自主服从与自主服从。前者，是指对他人、机构或权威、权力的服从，是一种屈服行为；它意味着一个人放弃了自主权，在应当由他自己行使意志和判断的地方，接受由其他人来代替他去实施意志和判断。而自主服从则完全不同，它意味着对自身理性或信念的服从，它吻合个人意志，并不是一种屈服行为，而是一种对自身信念和判断的肯定，它发自个体的内心，代表着个体的渴望，是完整自我意志的一部分。

弗洛姆进一步将它们定义为"权威主义良心"与"人本主义良心"。

在非自主性的服从中，发挥作用的是权威主义良心。这指的是

---

①　艾里希·弗洛姆.论不服从[M].叶安宁，译.上海：上海译文出版社，2017:18.

我们害怕惹怒权威，期望取悦他们，在恐惧的驱策下，在对安全感的渴望里，人们不断内化权威的要求，最后化作了自己内心里的声音。这个概念和弗洛伊德的"超我"概念一致。"超我"即我们内化了的父母的要求与社会规则。在我们尚未理解这些规则，也缺乏足够的安全感去探明原因，却不得不在恐惧中遵守它们的时候，权威主义的良心就可能形成。

而人本主义良心则来自于人类成员心中的一种共同的声音，它是人类成员一种关于道义、人道的共识，类似我们所说的"人心自有公道"，是一种使人成为人的公理。人本主义良心能使人避开和拒绝那些将人异化的东西。用弗洛姆的话说："知晓什么能使人生丰富，什么能使人生枯萎。"①它并不受外部的奖惩所左右，它的存在让我们得以坚守自身的人性。

非自主的服从，也即权威主义良心，带来的结果是人们放弃了对自己内在的信任，转而追逐外部权威的声音和指令。当我们内化了权威的声音后，即使他人不在，我们也可能仍像植入了程序的机器一般去按照他的要求行使。越害怕，越恐惧，越需要被保护，在这种情况下，人们交出自己的自由，用非自主的服从来换取安全的保障。

而一个不健全的社会，就意味着在社会环境里，个体的发声

①　艾里希·弗洛姆.论不服从[M].叶安宁，译.上海：上海译文出版社，2017:19.

空间很小，但对于个体的管制却很多，且管理手段整齐划一，高度遏制个体的思考与表达自由。社会给不同的个体提供的发展出路极其有限，层次森严，阶层固化严重，人们的选择被极大压缩，被迫等待更高权威的安排和规划。个体的声音被无限缩小，甚至尽可能抹除，而权威的声音则被无限放大，个体不知判断与思考，只知服从和追随。极端的代表如乔治·奥威尔（George Orwell）[①]的小说《1984》，在极权主义和领袖老大哥的持续监控和洗脑下，即使在没有人监视的角落，人们也可能会相互检举揭发，用他人的痛苦来换取自己利益的保全。

　　如果放在现代视角里，我们也可能会在很多企业中看到类似现象。刚愎自用又自负的老板，很少亲临一线工作，也不愿了解民情，却擅长使用各种利益或威胁，来控制公司的员工，好让他们逆来顺受，乖乖听话，不管是否合理合法的工作要求，都要员工遵守执行。而管理层为了保住自己的利益，会唯命是从，他们非但不提醒老板不合理的制度的风险，反而可能推波助澜，助纣为虐。他们可能会认为，大家都这么做，所以自己这么做也没有什么错。而内心深处的体验则是，如果不顺从，自己会被老板剥夺某些权益，这表明了这种非自主服从的根基，其实存在着一种利益的对抗。

---

　　① 乔治·奥威尔（1903—1950），英国著名小说家、记者和社会评论家。《1984》是20世纪影响最大的英语小说之一。

　　而自主服从的人，因为坚持的是"符合人类对人性的共识的信念"，因此在执行这一服从的过程中，他的内心清明坚定，而非有恐惧在其后追赶。比较典型的例子是，一位明确了自己内心所向的心理治疗师，接受了一位前辈的督导和训练。尽管在这个过程中，他必须要听从前辈的指示完成各种训练，付出时间、精力、金钱的代价，但他深知，这种付出的结果会使老师、自己和未来的来访者共同获益。同时他保持着一种关切他人利益的敏感，以此来评估自己现在所做的是否符合彼此的福祉。如果老师的指导偏离了这种方向，损害了某方的利益，即使这能给他带来直接的好处，他也可能会因为内心的警钟而拒绝服从老师的指令。

　　他并非盲目服从，而是遵循着客观、理性的规律，以及人本主义良心的指引。

　　在我们现今的社会里，典型的例子是不同世代的职场人。很多人都在抱怨，90后、00后的职场人很难管，动不动就顶撞上级、撂挑子。而70后、80后就服从性很高，很容易管理，兢兢业业。这个现象的本质，或许也可以用弗洛姆的自主服从与非自主服从来看。

　　直接指责90后、00后难管理也许过于简单粗暴。如果他们的不服从是建基于理性的思考和拒绝上，例如：不合理的加班，一些未经讨论及合规化的无加班费和调休的加班；上司极权式的管理，不解释不沟通强权式的蛮横要求；总是试图洗脑年轻员工让他们忽视自己的身体健康或经济利益，把自己的生活献祭给公司利益……如果是基于这些现实的不服从，那么这种不服从就是一种人本主义的不服从，他们捍卫自己的利益的同时也在保护着人性共通的需要，这种难管，恰恰是他们独立思考能力和勇于说不的体现。

反之，好管的70后、80后，如果是为了保全自己的利益，而对不公视而不见，习以为常，这样的服从反而可能是对权威主义的内化，从而削弱了拒绝和说不的勇气。

当然，不服从从来都不是易事。因为越是在严苛的环境中，服从越容易换来虚假的安全感，也能让人回避孤独和无助感。甚至有时犯罪都可能会得到强大的权威的包庇。然而代价就是丧失精神和身体上的自由。

而人若想保全自己的自由，就需要有勇气忍受孤独，忍受罪咎感，忍受误解和排斥。这要求一个人的人格发展必须达到足够的成熟度，只有当他能够拥有自我思考和感受的能力，有勇气拒绝他人意志的"附体"，有智慧识别他人的"操控"时，他才有可能拥有真正的勇气和底气，对权势说"不"。

我想，一个社会是否健全，非自主服从和自主服从的人群比例或许也是一个指标。当一种社会文明能够提供空间和养分支持更多的人实现自主服从，就意味着它提供了让更多心灵免于恐惧的空间。这也是一个社会是否灵活、松弛而强大的指标。反之，充满紧张和被迫害感的社会环境，将制造更多的非自主服从群体，并制造出社会与个体的病症。

# 个体病症与社会病症

在物质生活和科技发达的今天，我们很多人或许都确信，生活在21世纪的发达国家或是发展中国家，我们的精神健康程度应该远远胜过从前。但是弗洛姆对此却持有高度的怀疑。

弗洛姆基于对社会性格的研究，以及对欧洲国家和美国政体及文化的深度研究，愈发地意识到个体的困境和社会环境之间的紧密关系。用结构主义的话来说："个体的问题并不是个体自身的问题，而是个体身处的结构出现了问题，通过个体的症状来进行了表达。"

弗洛姆指出，我们的社会或许并不如我们想象的那样健康。但很多精神病学家和心理学家拒绝承认这一点。他们会认为，"在一个社会中，精神健康的问题只涉及某些'不适应'的个体，而不涉及文化本身可能存在的不适应的情况"。而弗洛姆却想要探讨后者，"不是研究个体的病理，而是研究普遍的病理"。①

---

① 艾里希·弗洛姆.健全的社会[M].孙恺祥，译.上海：上海译文出版社，2018:4.

弗洛姆的研究手段，是通过对比国家之间的自杀和他杀率、破坏性行为以及酒精中毒的人数。因为他认为，一个国家的自杀率高，以及出现了较高比例的物质滥用，能够"表明这个国家的人们的精神不够健康和稳定"，并且这个结果和贫穷并没有必然联系，因为并非最穷的国家有最高的自杀率及物质滥用率；相反，看起来最民主、繁荣与和平的欧洲国家及美国，在弗洛姆的这套评估标准中，通过自杀、他杀和酒精中毒（属于物质滥用的一种）方面极高的数据，显示出了最严重的精神障碍症状。

弗洛姆由此提出了一个振聋发聩的提问：我们的生活方式和奋斗目标，是否存在某些根本性的错误？

为了回答这个问题，弗洛姆撰写了他的另一本重要著作《健全的社会》。这本书出版于1955年，和出版于1941年的《逃避自由》之间有着一定的连续性。《逃避自由》指出了希特勒法西斯时期的权威主义及其内核、形成原因，《健全的社会》则重点分析了消费主义、冷战文化和逐渐分崩离析的民主。这本书一经出版就大获成功，出版50年以来卖出了约300万册。它不仅向大众分享了弗洛姆的观点，同时也对当时的美国政治局势和紧张的国际关系起到了深远的积极作用。美国新左派的领导人汤姆·海登（Tom Hayden，1939—　）在1962年发表了一篇堪称20世纪60年代最有影响力的文件之一——《休伦港宣言》（Port Huron Statement），通过该宣言号召学生支持民主社会运动时，海登大量地借鉴了弗洛姆的著作，尤其是《健全的社会》。

不只如此，这本书还为当时弗洛姆帮助建立的"理智核政策委员会"提供了理论指导和对话平台，并且得到了许多知名人物的青睐。

在这本书中，弗洛姆提出了标准人本主义（normative humanism）的观点——健全的社会。这个观点暗示着"世上有放之四海而皆准的衡量精神健康的标准，我们可以依据这些标准来判断每个社会的健康状况"。①这和大多数社会学家所持的"社会相对主义"（sociological relativism）的看法不同，后者认为只要社会能运转，就说明它是正常的。所谓病态是指个体不能适应社会。但弗洛姆却认为很可能社会本身就是病态的。在这个观点之下，如果我们已经能够通过提炼、观察得出人性的一般规律，也就是人类内在共有的东西，那么我们就有机会发现，如果人能够依照人性的特征和规律发展成熟，他的精神就会是健康的；如果不能够实现这种成熟，人就可能出现精神疾病。

然而，这一事实也可能变得不那么容易被察觉，因为人们会在观念上产生"共同确认"。所谓的共同确认是指绝大多数人共同具有某种思想和感情，因此这种思想和感情就变成了正当的。弗洛姆对此提出抨击："数百万人都有同样的恶习，这并不能把

---

① 艾里希·弗洛姆.健全的社会[M].孙恺祥，译.上海：上海译文出版社，2018:8.

恶习变成美德……数百万人都患有同样的精神疾病，这并不能使这些人变成健全的人。"①

因此，弗洛姆也对个人的精神疾病和社会精神疾病做了探讨。他提出了两个关键的概念：缺陷和神经症。假设作为人，需要具备自发性，具有足够的自由去发展自己，表达并思考，为自己做出选择，同时这些要素成为一个人精神健康应该具备的条件，人要发展到此种地步才能被视为精神健康，那么如果一个人无法拥有上述这些，达成这些发展目标，我们就可以将之看作是缺陷。但如果这种缺陷并不是个别个体所有，而是该社会的成员当中的多数都存在，我们就可以将之理解为，社会造成了这种缺陷现象。

所以，这是区分个人精神疾病和社会精神疾病的第一个关键：拥有同样缺陷的人群数量。

然而有了缺陷是否就一定会意识到并感觉到痛苦呢？未必。弗洛姆认为，如果一个人的缺陷同时也是社会性的缺陷，那这个人很有可能感觉不到异常，因为他和其他人一样，没什么不同，也未因此遭到排挤或抛弃，甚至，他可能还感到比较安全。因此，即使他生活单调，也并不曾拥有真正的幸福，但是那种与其他人保持一致的归属感和安全感，也可能成为一种补偿。更甚者，这种缺陷有可能被社会视为美德，而让他觉得颇有成就。

---

① 艾里希·弗洛姆.健全的社会[M].孙恺祥，译.上海：上海译文出版社，2018:8-10.

举个简单的例子，当一个社会极力推崇勤奋工作，把"996"视为福报时，很可能一个男人疯狂加班，连续几周不回家，总是数月在外出差的行为，不会被视为病态，尽管他在某种层面上其实放弃了自己作为丈夫的责任，也屏蔽了自己作为父亲的身份，拒绝了照顾孩子、陪伴家人的任务，也阉割了自己与家人、朋友情感联结的需要。相反，他对工作的极度狂热和对家庭责任的冷漠，有可能得到众人的推崇，公司的领导可能奖励他，给他高额的薪水；社会媒体报道他，宣称这是奋斗者应有的精神。这个鞠躬尽瘁的男人或许来不及细细品尝自己的孤独失落，也没有机会感受生命无常，更无法回应内心深处对于自己可能会因为过度工作而失去孩子和妻子的恐惧。相反，他可能会通过躲藏在社会的赞扬和嘉奖中体会骄傲和满足，从而回避掉那些沉重但却十分重要的情感与思考。

个体的缺陷被隐藏在群体的缺陷之中时，个体就能够免于神经症的折磨。但如果一个人所处的文化环境发生变化，那么原本的缺陷就可能给他带来深深的痛苦，使他感受到自己精神的缺陷，并患上神经症。

一位原本在上海生活的35岁女性，在随丈夫和孩子迁居到北欧生活后，遭遇了严重的精神危机。原因是在北欧松弛的工作和生活环境下，她突然发现无法掌控自己的生活了。那么过去在上海她过着怎样的生活呢？在钟点工的协助下，她努力地照料着体弱多病的孩子，从出生一直到孩子上幼儿园，主要的养育任务都是她在承担，与此同时她还做着自由职业，努力维系自己喜欢的专业工作，增加经济收入。而她的丈夫为了支撑孩子降生后增加的大幅开支，不分日夜地工作，兼任着两家公司的职务，也就几乎没有心力照顾妻子和儿子的情感需要。

这样的生活显然是不健康的，但它又是许多在上海打拼的年轻父母的常态。很多人都在努力维持着这种艰难的平衡。对于这位女性来说，情况也确实如此，因为她看到自己身边许多女性都是在竭力育儿顾家，还要追求个人发展，因此虽然疲惫不堪，但在一群相似处境的年轻妈妈之中，她麻痹了自己，视辛劳为常态。

然而搬家之后，节奏相对松弛的异国生活却反而让过去生活的病态暴露无遗。她发现自己完全无法应对生活当中空余的时间，换句话来说，她发现自己完全不会生活，过去的忙碌掩盖了这一点，而如今不再需要这么忙时，她却感到无比焦虑。她不知道要如何打发空闲的时光，休息和放松让她感到自己在虚度光阴，如同废物等死。

过去忙得脚不沾地的丈夫，如今也有了更多闲暇时间在家，他们的相处时间终于增加了，他们的问题也随之暴露了。他们并不懂得如何与彼此相处，更多的相处没有带来更浓的亲密，反而是接连不断的冲突。

过于紧绷和焦虑的状态，也让这位女士在异国他乡的社交生活遭遇了挫折。她不知道该如何松弛地、不带目的地与人接触，进行情感交流，她总是不自觉地将自己工具化，也会控制不住将别人工具化，而这使她遭遇了连续的拒绝，也严重地损伤了她的自恋。

于是她陷入了崩溃，最终通过当地的保障体系进入了咨询室，开始看起心理医生，并通过服药来重新平衡自己的生活。在咨询师的帮助下，她逐渐意识到自己崩溃的起因，在过去那种畸形和压抑的生活环境下，她的内心囤积了大量无法消化也不能被理解的体验，高强度的操劳让她把那些体验都压抑在了内心深处。忙碌像是一道符咒，封锁了那些痛苦的情感，带孩子的操劳，孩子频繁生病的焦虑和崩溃，丈夫和自己少有情感交流的孤独和怨愤……承担这些看似是过去生活的常态，并借由忙碌进行了镇压和逃避。然而，更换生活环境后，新的社会文化不再提供过去的那些行为模式，缺少了镇压，真正的问题被逐渐暴露，而她过去建立的压抑和防御也在这种冲击下土崩瓦解。她不得不意识到自己其实精疲力尽并且极其不幸福，这种感受袭倒了她。

这个案例是个形象的注解。并不是很多人都遵循的，就一定是精神健全的，或许那是一场大型的社会病，感染的人却未必意识到自己是被感染了，而以为这就是生活唯一的样子，是人生的常态。

弗洛姆对于这种社会病理与个人病理的探讨，让他总结了这样的认识："由于文化的作用，现在许多人已不再讨厌和蔑视这些缺陷。如今我们遇到的是这样的人：行为和感觉如同机器人一般，从未有过真正属于自己的经验，完全把自己当成他认为自己应该是的那个人；他用做作的微笑代替了真正的笑声，用无聊的饶舌代替了坦诚无隐的交谈，用迟钝的失望取代了真正的悲恸。对于这种人，我们可以用两句话来做评论。第一，他在自发性与个性方面存在着缺陷，这也许是无可救药的了。同时，我们可以说，他与处于同等地位的数百万其他人没有什么本质区别。文化为大多数人提供了行为模式，使他们能够既带着缺陷生活又不会患病。似乎每一种文化都提供了应对神经症症状突然发作的方法，而这些病症正来自文化造成的缺陷。"[①]

弗洛姆的这段话也可看作是对我们当下环境的一种警示。在我们这个时代，一个跨越国界和种族的新的社会问题正在成形。在这个被喻为"监视资本主义"的新时代，互联网和社交媒体的出现，为新一代的人们带来了新的缺陷与危机。

哈佛商学院的名誉教授肖莎娜·祖博夫（Shoshana Zuboff）曾在采访中这样形容被社交媒体席卷和控制的人群与市场，这个市场同时具有着弗洛姆一直所批判的消费主义的特征："这是每种商业都一直梦想的，就是投放一个广告，有一定能够成功的保障。

---

① 艾里希·弗洛姆.健全的社会[M].孙恺祥，译.上海：上海译文出版社，2018:12.

这就是他们的生意，他们销售的是确定性。为了在这个生意中成功，你必须有优秀的预判能力，而这种能力始于一个必要条件：你需要很多的数据。这是现在的一种新市场，这种市场以前从来没有出现过。这个市场交易的只有人类期货，就像交易五花肉期货或者石油期货的市场，我们现在有了交易大范围人类期货的市场。这些市场创造了万亿美元，让网络公司成了人类历史上最富有的公司。"

显而易见，比起弗洛姆在他的时代所批判的"将人格作为一种商品进行交易和销售"的市场，今天的"监视资本主义"更进一步，将人的注意力作为了一种交易商品，他们想方设法地操控它、塑造它、追踪它，并在一切可能的位置上放置诱导与广告，企图将一个人从里到外的动力和选择都与消费主义挂钩，而这带来的结果是非常可怕的。

纽约大学斯特恩商学院的社会心理学家乔纳森·海德特（Jonathan Haidt）博士在纪录片《监视资本主义：智能陷阱》中谈到了这样一个惊人的事实：大概就在2011年到2013年，美国青少年中开始出现了大幅增长的抑郁和焦虑症状。每10万名少女中每年因为割腕或者其他自残进医院接受治疗的人数，在2010—2011年是非常平稳的，在那之后直线上升。大一点的少女中增加了62%，而进入青春期前的少女增加了189%。更可怕的是，自杀也呈现出相同的趋势。15~19岁的少女的自杀人数与本世纪初相比增加了70%，青春期前的少女最开始的自杀率非常低，现在增长了151%。而这个增长模式指向了社交媒体。"Z世代"人也就是1996年之后出生的孩子，他们是历史上第一代在初中开始使用社交媒体的人。他们放学回家就拿起手机，他们的时间都花去哪里了？整个一代人都更加脆弱，更加抑郁，他们更不愿意冒险，他们拿到驾照的比例下降了，出去约会过的人数、有过任何形式浪漫互动的人数骤减，整个一代人有了真正的改变。别忘了，这些人中的每一个——每一个住院的人——背后，都有一个受伤的、惊恐的家庭。

　　这种情形，仿佛是弗洛姆描述的虚假民主的迭代版。看起来，"Z世代"之后的人们拥有了更多的选择权、自主权，然而，这种权力在互联网和大数据、人工智能的巨网笼罩下，变成了一张更加无形也更加紧密的信息茧房。我们被算法制造筛选的信息喂养，进而生出了在这种生态环境下的特征与偏好，而这些偏好进一步将我们导向了算法背后的少数利益群体希望我们去往的地方，看似自由更大了，实则不受他人干扰操控的选择反而变得更少了。一旦喂养我们的信息在不知不觉中内化成了信念，我们便会自动地维系和遵循它规划的路径，在更大范围内无意识地与他人机械趋同，人们成了不知自己丧失自由的"自由人"。

## 共同确认

共同确认是指绝大多数人共同具有某种思想和感情，因此这种思想和感情就变成了正当的。

基于对社会性格的研究，弗洛姆意识到个体的困境和社会环境之间的紧密关系。用结构主义的话来说："个体的问题并不是个体自身的问题，而是个体身处的结构出现了问题，通过个体的症状来进行了表达。"

个体的缺陷被隐藏在群体的缺陷之中时，个体就能够免于神经症的折磨。但是若缺陷并不是个别个体所有，而是该社会的成员当中的多数都存在，我们就可以将之理解为，社会造成了这种缺陷现象。

## 健全社会的希望

弗洛姆在这些分析中指出了道路，只有社会中的相当一部分人能够意识到不健全的社会是如何制造了我们的痛苦、麻醉剂，以及夺走了真实的幸福，我们才有机会去思考一个新的可能——创造出一个健全的社会来保护当中的每个人。

那什么是健全社会的特征呢？弗洛姆认为，"这个社会能够使人以创造而不是摧毁的方式超越自然，每个人不是靠求同，而是通过将自己体验为自身力量的主体来获得自我感。"注意，弗洛姆提到的是"每个人"，这意味着这个社会允许不同背景、不同特质的人都能够在社会结构中获得支持自身发展的空间、资源，并被允许以适合自己的节奏进行成长，而不是被一个巨大且单一标准的规则强迫性地评估和淘汰。这样的社会才可能是一个健全的社会。

而达成这种目标，或许可以通过两条途径。弗洛姆认为，"一是发展先进的技术来使每个人都能得到满意的物质供应。而另外一条途径则是能够理智而客观地描绘人及人的需要。"这意味着每个社会成员的精神和理性都能够得到发展，能客观地看待自己、他人、关系、自然，而不是在压抑扭曲中被变形的欲望驱使。

当然，他所提出的解决方案里，也有为人所诟病的部分，一些社会学家、哲学家、经济学家将弗洛姆崇尚的"人本主义公有制社会主义"形容为"乌托邦""空想社会主义"，因为他并未对如何推进这种社会机制产出有价值的细节思考，弗洛姆对于如何实现这两个途径，以及可能面对的困难和如何解决，仍有许多语焉不详的部分。

但这不能磨灭他对健全的社会制度的思考的价值。因为他为我们如何理解社会制度与个人的关系，提供了一个前所未有的角度。并且他所提炼出的渴望，也可以看作是一种具有高度普遍性的渴望。他以这样动人的描述来表达了这种渴望："这意味着这样一种社会：每个成员的独立性得到发展，知道善与恶的区别，能够自己作出选择，有信念而不仅仅是意见，有信仰而非迷信或模糊的希望。这意味着这样一种社会：每个成员都能够去爱自己的孩子，爱邻居，爱一切人，爱自己，爱自然界的一切；每个成员都能够感到与万物合一，却又不失掉其个性和完整性；每个成员都能用创造而不是用毁灭来超越自然。"①

看到这里，相信大家会不由自主地想到他的另一本重要著作，

---

① 艾里希·弗洛姆.健全的社会[M].孙恺祥，译.上海：上海译文出版社，2018:306.

也是我们本书一开始就着重介绍的作品——《爱的艺术》。弗洛姆在对健全社会的描述中，再次强调了爱的能力的重要性，然而如何理解这一点，又如何去践行，《爱的艺术》或许能够成为一本指南，一本即使在社会结构和环境不断制造压力和病理性的情况下，仍能在个体的生活之中，从个人微观生态着手变革与努力的指南。那种改善并不在遥远的彼岸或抽象和宏大的叙事理想中，而是在我们每个人的身边。

　　当每一个个体都能够开始意识到社会结构为我们制造的"性格"，并通过点滴行动去努力寻找构建我们真实的体验和所思所爱时，星星之火将会凝聚，成为火把，点燃更多领域里的变革之光。这个过程无疑是漫长的、艰辛的，但却同时是值得的，也是必要的。正如弗洛姆所说的，或许我们的当下，并不算成功，因为只有少部分人实现了上述的目标，但如果仍然有人在坚持寻找其他的选择，反抗使人变成机器的方向，我们就有希望。

## 图书在版编目（CIP）数据

与孤独对抗：弗洛姆眼中的爱、自由与身份认同危机 / 李煜玮著. -- 北京：北京联合出版公司，2024.3
ISBN 978-7-5596-7279-7

Ⅰ.①与… Ⅱ.①李… Ⅲ.①精神分析社会学 Ⅳ.①R749

中国国家版本馆CIP数据核字(2023)第235807号

## 与孤独对抗：弗洛姆眼中的爱、自由与身份认同危机

作　　者：李煜玮
出 品 人：赵红仕
责任编辑：徐　樟
封面设计：王梦珂

北京联合出版公司出版
（北京市西城区德外大街83号楼9层 100088）
北京联合天畅文化传播公司发行
北京美图印务有限公司印刷　新华书店经销
字数231千字　880毫米×1230毫米　1/32　12.25印张
2024年3月第1版　2024年3月第1次印刷
ISBN 978-7-5596-7279-7
定价：79.00元